NOTICE

SUR LA FABRICATION

DES

EAUX MINÉRALES GAZEUSES,

FACTICES,

Par Ph. SAVARESSE,

Honoré d'un premier Prix, d'un Accessit, de plusieurs Médailles d'or, d'argent et de bronze,

Qui lui ont été décernés

PAR LE GOUVERNEMENT

Et par les Sociétés Savantes.

A PARIS,

Chez l'Auteur, 40, rue des Marais-du-Temple.

1841.

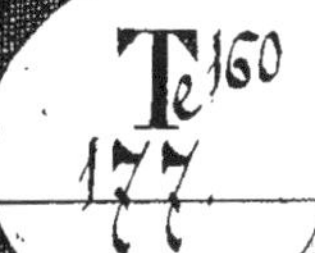

NOTICE

SUR LA FABRICATION

DES

EAUX MINÉRALES GAZEUSES.

IMPRIMERIE DE A. APPERT,

PASSAGE DU CAIRE, 54.

NOTICE

Sur la Fabrication

DES

EAUX MINÉRALES GAZEUSES,

Par Ph. SAVARESSE,

HONORÉ D'UN PREMIER PRIX, D'UN ACCESSIT, DE PLUSIEURS MÉDAILLES D'OR, D'ARGENT ET DE BRONZE,

Qui lui ont été décernés

PAR LE GOUVERNEMENT

Et par les Sociétés savantes.

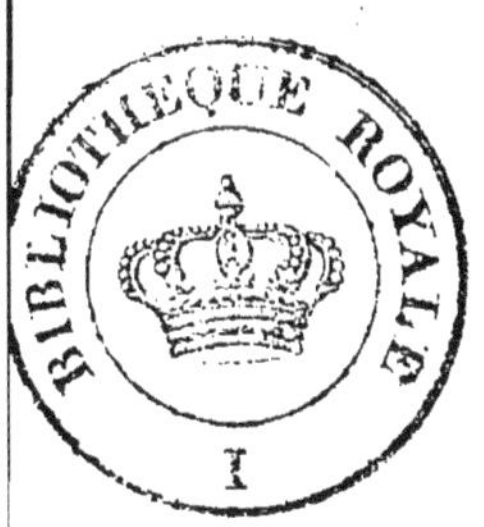

A PARIS,

CHEZ L'AUTEUR, 15, RUE DU PETIT-CARREAU.

1840.

1841

TABLE.

—

FIN DE LA TABLE.

AVANT-PROPOS.

L'usage des boissons gazéuses s'est tellement répandu, qu'on a senti le besoin de les fabriquer plus facilement et dans toutes les localités. Les appareils généralement employés sont d'un prix très élevé, et leur service exige des connaissances spéciales.

C'est pour populariser cette industrie, que nous faisons connaître les nouveaux appareils de notre invention, remarquables par leur simplicité, et qui pourront permettre aux pharmaciens des petites villes de province de se livrer à cette fabrication, quand même ils n'auraient pas l'espoir de donner une grande extension à ce genre de commerce.

La préparation des eaux minérales gazeuses est tout-à-fait du domaine de la chimie. Aussi, avons-nous cru devoir écrire pour ceux qui connaissent cette science, sans entrer dans des explications élémentaires. C'est ainsi que nous avons signalé les effets produits par les agents chimiques que nous employons, sans remonter aux causes qui déterminent ces mêmes effets.

Les personnes qui n'ont aucune notion de chimie, devront se borner à lire la partie de notre travail qui a rapport à la description de nos appareils et à la manière de les faire fonctionner (page 22); en suivant exactement les procédés que nous indiquons, elles seront certaines d'obtenir des résultats aussi complets que si elles étaient versées dans la science.

Nous aurions pu restreindre la description même, à laquelle nous les renvoyons, si, comme nous l'avons dit, nous n'écrivions principalement pour les hommes spéciaux, auxquels nous tenons à fournir tous les matériaux nécessaires pour bien analyser notre système. Et d'ailleurs, les détails minutieux dans lesquels nous sommes entrés, seront également utiles aux personnes éloignées de la capitale, et qui auraient un de nos appareils en leur possession.

Ainsi, nous commencerons par exposer la théorie des Manomètres à air comprimé, afin de mettre à même d'apprécier les perfectionnements que nous y avons apportés.

Nous indiquerons comment on obtient l'acide carbonique; comment on le comprime, et comment on le force à se dissoudre dans l'eau.

Nous examinerons rapidement les divers systèmes

usités pour la préparation des Eaux gazeuses et les perfectionnements que nous y aurons introduits.

Nous décrirons de nouveaux moyens pour la mise en bouteilles, ainsi que l'usage et l'avantage de nos vases siphoïdes; nous donnerons ensuite l'indication de procédés faciles pour préparer les vins mousseux et toutes les boissons gazeuses.

Nous indiquerons aussi comment on obtient du bicarbonate de soude et de la glace avec nos appareils; enfin, nous terminerons par une courte analyse sur les eaux minérales factices gazeuses.

NOTICE

Sur la Fabrication

DES

EAUX MINÉRALES GAZEUSES,

PAR PH. SAVARESSE.

Du Manomètre.

Pour mesurer la force expansive des corps gazeux qui tendent à rompre les vases dans lesquels ils sont contenus, on se sert d'un Manomètre à air comprimé. Le poids d'une colonne d'air atmosphérique équivaut à un degré dudit Manomètre.

Cette théorie est fort simple. Chaque degré, ou plutôt chaque atmosphère de pression, est égal à un volume d'air connu : ainsi un tube de verre, étant fermé au bout et plein d'air atmosphérique, se trouve soumis à une pression égale à *un*; mais si l'on force un pareil volume d'air à entrer dans le même tube, alors la pression se trouve portée à deux atmosphères; ces deux volumes, pour se loger dans le même espace, doivent se réduire chacun de moitié. Si l'on introduit un troisième volume, il faudra que chacun d'eux se réduise au tiers ; c'est en effet ce qui a lieu, et l'on peut continuer ce calcul indéfiniment; on trouvera qu'à cent atmosphères, le premier volume d'air sera réduit à n'occuper qu'un centième de la contenance totale du tube.

L'air étant plus ou moins comprimé reste invisible; c'est pourquoi on se sert ordinairement d'un corps liquide et opaque (le mercure) qui, en montant, permet de voir le refoulement de l'air qui se condense dans le haut du tube; ainsi lorsque le mercure sera monté à moitié, il y aura deux atmosphères de pression, et lorsqu'il sera arrivé aux deux tiers, il y aura pression à trois atmosphères, puisque la totalité du tube sera occupée par trois volumes, dont un d'air et deux de mercure.

D'après cette théorie, on comprend que si l'on veut avoir un manomètre un peu sensible à une pression élevée, il faudra le faire très long (3 pieds), ce qui le rendra très fragile, et encore les degrés d'une atmosphère à une autre iront toujours en décroissant.

Nos Manomètres sont exempts de ces deux inconvénients; car ils n'ont que trois pouces de hauteur et sont pourtant très sensibles à la pression sous laquelle on doit travailler. Nous les avons nommés Manomètres à deux chambres, parce que, en effet, il y a deux chambres : la première servant à raccourcir la longueur du Manomètre; et la deuxième à augmenter les intervalles entre chaque degré et à les rendre plus sensibles. M. Bunten a fait connaître à la Société d'Encouragement pour l'Industrie nationale, un Manomètre qui a pour but de réduire la hauteur de cet Instrument. Le nôtre était déjà connu à cette

époque, mais il y a encore autant de différence entre notre Manomètre et celui de M. Bunten, qu'il y en a entre ce dernier et les anciens. L'instrument de M. Bunten n'a qu'une chambre, et il ne fait que diminuer la longueur; l'air contenu dans la chambre est toujours déplacé par le mercure, et les divisions d'une atmosphère à une autre vont en décroissant, comme dans les anciens Manomètres. Dans les nôtres, le mercure ne monte jamais dans la deuxième chambre. Ces deux cavités ont donc un emploi bien différent, puisque l'une est destinée à recevoir le mercure, et que l'autre reçoit l'air qui s'accumule par l'effet de la pression.

La figure 6me représente notre Manomètre.

La chambre inférieure est toujours plus grande que la chambre supérieure; le tube de communication doit avoir environ un millimètre. Si l'on suppose que la capacité intérieure des deux chambres et du tube soit de 60 parties d'air égales à 60 millimètres cubes, ces 60 parties d'air seront distribuées ainsi qu'il suit:

50 parties dans la chambre du bas, 2 parties dans le tube intermédiaire, et 8 parties dans la chambre du haut.

Or, on comprend que lorsque le mercure arrive dans la chambre du bas, il déplace les 50 parties d'air contenues dans la chambre inférieure, il les refoule sur les autres, et dès lors, la répartition est faite comme suit: douze parties dans le tube, et quarante-huit dans la chambre du haut; la pression sera donc égale à six atmosphères, et cependant le mercure n'aura monté que d'un centimètre, mais au lieu de s'élever, il se sera étendu en surface horizontalement.

Maintenant, pour que la pression s'augmente encore d'un degré, l'air déjà comprimé devra se condenser encore d'un septième.

Ainsi, pour que les 48 parties contenues dans la chambre du haut soient refoulées d'un septième, il faut encore introduire dans cette même chambre environ sept volumes d'air, qui seront fournis aux dépens des douze parties contenues dans le tube. Alors le mercure s'élèvera pour occuper la place des sept volumes d'air refoulés, ce qui fait que son ascension sera trés sensible, puisqu'il aura dû parcourir plus de la moitié de la hauteur du tube pour une seule atmosphère, et tant qu'il y aura de l'air dans le tube, l'ascension du mercure sera très visible; mais une fois qu'il arrivera dans la chambre du haut, il s'étendra en surface et le Manomètre n'indiquera plus les degrés que d'une façon très peu appréciable; car, d'une atmosphère à une autre, il n'y aura presque pas d'intervalle.

Ces données suffiront pour faire comprendre que toute la théorie de notre Manomètre repose sur deux points: le premier consiste à obtenir un Manomètre de la plus courte dimension possible; le deuxième, à assurer une différence très sensible dans les deux ou trois atmosphères dont on a le plus d'intérêt à connaître l'indication : cette différence n'est obtenue qu'aux dépens des autres divisions qui deviennent moins appréciables.

Les Manomètres pour préparer les Eaux gazeuses, doivent être confectionnés de manière à être sensibles de 4 à 8 atmosphères. C'est en faisant les deux chambres plus ou moins grandes que l'on obtient ces différences.

Pour un Manomètre qui doit fonctionner de 50 à 60 atmosphères, on devra faire la première chambre assez grande pour que, lorsqu'elle sera pleine de mercure, le Manomètre marque 50 atmosphères : ce Manomètre, quoique à 60, n'aura pas plus de longueur que ceux à 6 atmosphères, mais seulement la chambre du bas sera plus grande.

Pour se rendre compte des capacités intérieures des chambres, on les remplit de mercure que l'on pèse ensuite ; mais il est plus simple de diviser ces Manomètres en se servant d'un autre, reconnu très exact, que l'on emploie alors comme étalon.

Pour faire un Manomètre à mercure, on ne peut l'établir qu'avec un siphon en verre ou avec une cuvette de fer ; ce sont là deux inconvénients auxquels nous avons encore voulu remédier pour nos appareils à fabriquer les Eaux gazeuses.

Les Manomètres à siphon sont fragiles, et l'emploi du fer, pour une cuvette, est impossible avec l'acide carbonique, qui a une très grande action sur ce métal ; d'un autre côté, on ne peut employer que le fer pour une cuvette à mercure, ce dernier s'incorporant avec tous les autres métaux ; aussi avons-nous supprimé le mercure ainsi que la cuvette de fer, pour employer tout simplement de l'eau bien claire. La cuvette de notre Manomètre est en cuivre étamé ; l'eau, en montant dans le tube, se voit suffisamment : on peut la colorer ; mais lorsque le liquide coloré a subi une forte pression, j'ai remarqué que la couleur s'attache aux parois du verre, ce qui n'a pas lieu avec l'eau clarifiée; enfin, comme il faut renouveler le liquide souvent, il est plus simple et moins dispendieux de se servir d'eau pure.

Notions générales sur la fabrication des Liquides gazeux.

Nous allons maintenant parler des divers moyens à l'aide desquels on parvient à préparer les Eaux gazeuses.

Cette fabrication a toujours présenté de grandes difficultés, en raison de la forte pression sous laquelle l'appareil doit fonctionner. D'un autre côté, l'acide carbonique n'ayant que très peu d'affinité pour l'eau, ce liquide ne pourra l'absorber qu'autant qu'il sera soumis à une vive agitation. Aussi ces sortes d'appareils sont-ils d'un prix assez élevé; ils sont de plus très compliqués et exigent de ceux qui les gouvernent des connaissances spéciales. Telles sont les raisons pour lesquelles la plus grande partie des villes de province n'ont pas encore de fabriques d'Eaux gazeuses.

Établir ces appareils à un prix moins élevé, les simplifier en les rendant faciles à mettre en œuvre; tel a été le but vers lequel nous avons marché et que nous espérons avoir atteint.

Les perfectionnements que nous avons introduits dans les appareils, permettent à toute personne de préparer, sans études préalables, des Eaux gazeuses dans toutes les localités, et à peu de frais.

Il existe plusieurs systèmes pour la préparation des Eaux gazeuses : mais quels qu'ils soient, on ne tend qu'à un seul et même résultat, celui de dégager le gaz acide carbonique, et de le faire ensuite dissoudre dans l'eau.

Le dégagement a lieu toutes les fois que l'on met un carbonate en contact avec un acide.

La dissolution dans l'eau se fait par une forte pression et une vive agitation.

C'est pourquoi l'eau que l'on veut saturer doit être à la fois fortement comprimée et vivement agitée.

Cette agitation s'obtient par un agitateur mobile ou en faisant osciller le vase qui contient le liquide.

La compression du gaz dans l'eau s'opère par l'effet d'une pompe foulante, ou par la puissance du dégagement du gaz; ce dernier moyen est dû à l'action chimique qui est d'autant plus forte que l'acide employé a plus d'affinité pour la base mise en contact avec lui.

L'action chimique qui fait dégager le gaz peut être spontanée et foudroyante comme la combustion de la poudre à canon (1); ce n'est pas de ce dégagement que l'on fait usage dans nos appareils, il a trop de violence, et ne produirait aucun résultat utile. Nous employons le dégagement graduel qui augmente insen-

(1) Le blanc en poudre avec l'acide chlorhydrique donnent lieu à un dégagement foudroyant.

siblement la pression, jusqu'à ce qu'elle ait atteint son apogée.

Quel que soit le moyen à l'aide duquel on comprime le gaz, que ce soit par une pompe foulante, ou par l'action du dégagement du gaz lui-même, il faut toujours que la force des appareils soit suffisante pour résister à une pression de 20 atmosphères, car c'est de 6 à 10 atmosphères que l'on travaille ordinairement; cette puissance est énorme, si l'on considère que les fortes machines à vapeur à haute pression fonctionnent à cinq atmosphères. Aussi les appareils à dégager le gaz acide carbonique doivent-ils être d'une petite dimension, et confectionnés avec soin; nous disons d'une petite dimension, ce qui ne doit s'entendre que pour la surface du plus large diamètre des appareils; mais on peut augmenter les capacités en hauteur, attendu que la pression capable de faire rompre les vases n'agit qu'en raison des surfaces diamètrales.

La plupart des acides peuvent dégager le gaz carbonique de ses bases, mais on se sert ordinairement de l'acide chlorhydrique, tartrique ou sulfurique.

L'acide chlorhydrique n'est presque plus employé. Il ne convient pas pour la fabrication des Boissons gazeuses, parce qu'il contient toujours une quantité d'acide sulfureux plus ou moins grande; et, quand même on parviendrait à absorber ce gaz par un courant de chlore que l'on ferait passer dans cet acide, il ne pourrait encore être employé dans des appareils métalliques parce qu'il les attaquerait promptement. De plus, cet acide étant lui-même gazeux, il est bien difficile qu'il n'en passe pas dans les vases saturateurs. Il ne faut donc pas l'employer pour préparer les Eaux gazeuses.

L'acide tartrique est trop cher : il ne convient que lorsqu'on veut faire des poudres gazeuses. Dans ce cas, on l'emploie avec du bi-carbonate de soude. L'usage de ces poudres n'est pas sans danger ; c'est la cupidité et le charlatanisme qui, seuls, les ont prônés et leur ont donné quelque vogue (voir page 62):

L'acide sulfurique est le seul qui convienne : il est d'un prix peu élevé, et ne contient pas d'acide sulfureux ; on peut l'employer très étendu d'eau. Lorsqu'il est chaud et concentré, il n'est qu'un petit nombre de métaux qui résistent à son énergie (1) ; aussi avons-nous particulièrement cherché à éviter, dans les appareils, la chaleur développée par le mélange de l'acide sulfurique avec l'eau.

Les carbonates que l'on emploie sont au nombre de trois, savoir :

1° La craie ou carbonate de chaux ;
2° Le marbre blanc en poudre;
3° Le bi-carbonate de soude bien saturé.

La craie ou carbonate de chaux se trouve presque partout : elle doit être broyée, puis lavée ; on la met alors en pains, et quand ceux-ci sont secs, ils constituent le

---

(1) L'acide sulfurique étendu d'eau a plus d'action sur le fer et le zinc que lorsqu'il est concentré ; mais il n'en est pas de même à l'égard du plomb ; il faut pour le dissoudre que cet acide soit chaud et concentré.

blanc. Il s'en prépare de grandes quantités à Meudon, près Paris, et à Troyes en Champagne. C'est à l'état de blanc que l'on doit préférer ce carbonate, plutôt qu'à l'état de craie, attendu que pour être convertie en blanc, la craie a dû subir un lavage qui lui enlève une partie de son odeur argileuse; que, d'ailleurs, il est plus facile à mettre en poudre, et que c'est un produit du commerce que l'on trouve partout. A Paris, les mille pains coûtent six francs. Ils pèsent deux cent cinquante kilos.

Le marbre blanc est également très bon, mais il est d'un prix beaucoup plus élevé à cause de la difficulté qu'il y a de le réduire en poudre (1).

Le bi-carbonate de soude est celui qui fournit le gaz le plus pur, quand il a été bien préparé; mais il est assez rare d'en trouver qui soit bien saturé et exempt de sulfite de soude. Avec nos appareils, on peut préparer soi-même le bi-carbonate et l'obtenir très pur et parfaitement saturé, ainsi que nous l'indiquerons plus loin.

On reconnaît facilement si le bi-carbonate de soude contient du sulfite, en le mettant en contact avec l'acide

---

(1) Il est inutile de le mettre en poudre, lorsqu'on doit l'employer avec de l'acide chlorhydrique; au contraire, on le laisse en morceaux plus ou moins gros, afin que l'opération marche plus lentement. Beaucoup de fabricants de produits chimiques préparent leur bi-carbonate de cette manière : il en résulte des produits de mauvaise qualité, attendu que le bi-carbonate, ainsi obtenu, contient toujours une certaine quantité de sulfite, ce qui ne vaut rien pour la fabrication des liquides gazeux.

sulfurique ; il dégage alors une forte odeur de soufre brûlé.

Le meilleur bi-carbonate de soude est donc celui que l'on fait avec l'acide sulfurique.

Après cet aperçu des moyens dont on peut faire usage pour la fabrication des Eaux gazeuses, nous allons passer à l'examen rapide des appareils aujourd'hui employés dans cette industrie: ce que nous venons de dire en facilitera l'intelligence.

Analyse des deux Systèmes qui sont mis en usage par les Fabricants d'Eaux gazeuses.

Le premier système consiste dans l'emploi d'un tonneau doublé de plomb à l'intérieur, et muni d'un agitateur pour mettre la masse des matières en mouvement; au dessus du tonneau est placé un réservoir dans lequel on met l'acide; on laisse couler cet acide sur de la craie qui a été délayée avec de l'eau, et préalablement introduite dans le tonneau doublé en plomb: on fait tourner l'agitateur, et le Gaz se dégage; il passe dans un autre tonneau contenant de l'eau; il se lave dans cette eau qu'il traverse, et va se rendre sous un gazomètre.

Le gaz, ainsi obtenu, est aspiré par une pompe, puis refoulé dans un récipient, dit saturateur. La pompe aspire et refoule en même temps une quantité d'eau proportionnée à celle du gaz qui, étant comprimé dans le récipient, force ainsi l'eau à se saturer. Pour faciliter la dissolution du gaz dans l'eau, on fait usage d'un agitateur, mis en mouvement par le jeu de la pompe (1).

Aussitôt que l'eau est saturée de gaz, on procède à l'embouteillage. Au fur et à mesure que l'on tire une bouteille de liquide gazeux du vase saturateur, il s'en

---

(1) Il faut se rappeler que ce n'est qu'une courte analyse que nous faisons; si nous avions voulu entrer dans tous les détails qu'exigeait cette fabrication à la mécanique, il aurait fallu écrire beaucoup plus longuement que les bornes de cet opuscule ne nous le permettaient.

Voyez le dessin représentant un de ces appareils perfectionné par nous (pl. 2, fig. 8), et l'explication y relative.

réforme une autre ; ce système dont l'invention est de Bramah, se nomme système continu ; il est en usage chez presque tous les fabricants de la capitale, et, en effet, c'est le meilleur moyen pour la grande fabrication.

Mais il est presque impossible de l'employer dans les petites villes de province, où le débit serait peu considérable ; vu que ces Appareils sont d'un prix trop élevé et exigent une longue pratique, lors même que la personne appelée à les diriger possède des connaissances en chimie.

Nous signalerons un fait que nous avons remarqué dans les fabriques d'eaux gazeuses de Londres, c'est que l'agitation du liquide, au moyen d'un agitateur, n'opère pas la saturation de l'eau aussi promptement que l'oscillation du cylindre.

Mais, si l'on reste le temps nécessaire, la saturation sera aussi complète d'une manière comme de l'autre, d'où il résulte que, lorsqu'on emploie un agitateur pour la saturation de l'eau, et que la mise en bouteille doit se faire très rapidement, comme cela arrive avec une machine à système continu, il sera bon de fonctionner à une pression de 2 ou 3 atmosphères de plus que celle que l'on veut obtenir.

C'est pour cette raison qu'à Londres les fabricants emploient des bouteilles plus petites que les nôtres et de forme sphérique allongée. Ces bouteilles sont fortes, et capables de résister à une pression de vingt-cinq à trente atmosphères. L'embouteillage étant très rapide, le cylindre saturateur fort petit, l'eau ne séjournant que très peu de temps avec le gaz, il en résulte que la saturation n'égale jamais la pression sous laquelle on travaille, et la bouteille se trouve soumise à une épreuve de quinze atmosphères, qui est ensuite réduite à cinq ou six seulement après qu'elle est bouchée. Si l'on voulait faire de même à Paris, plus de la moitié des bouteilles se casseraient au moment de l'embouteillage.

J'ai vu, à Londres, un de ces appareils dont le récipient saturateur n'avait pas plus de dix litres de capacité, quoiqu'on pût préparer de trois à quatre cents bouteilles par heure : la force nécessaire au jeu de la pompe et au dégagement du gaz était empruntée à un manége attelé de deux chevaux. Ces mêmes chevaux servaient à livrer les Eaux gazeuses chez les consommateurs.

Il est avantageux de soumettre les bouteilles à une pression plus forte que celle qu'elles doivent généralement supporter ; il en résulte qu'elles ne sont pas susceptibles de se casser chez les débitants, où il arrive quelquefois qu'une bouteille en éclatant en brise plusieurs autres à la fois.

Avec les appareils à système continu (1), on ne peut mettre en bouteille qu'à air libre : car si l'on faisait passer l'air de la bouteille dans le récipient, ce dernier en serait bientôt plein, et la saturation de l'eau deviendrait impossible.

De l'autre Système.

Nous parlerons maintenant de l'autre système, qui

(1) M. Vielcasal et M. Stévenaux, mécaniciens, à Paris, ont une réputation justement méritée pour ces sortes de machines.

est peu en usage. Ce n'est plus une pompe foulante qui comprime le Gaz, mais bien l'action chimique du dégagement. Pour cela, l'on emploie l'acide très concentré, afin qu'il ait moins de volume; il est renfermé dans une grosse boule, doublée à son intérieur en plomb ou en argent. Cette boule est placée sur un grand récipient en cuivre, et doublée de la même manière que la boule. Le récipient est traversé par un agitateur, qui sert à remuer l'eau et la craie que l'on y a préalablement introduites; on lâche l'acide qui tombe sur la craie, alors le gaz se dégage; on tourne l'agitateur, pour achever le dégagement du gaz qui va se rendre dans le vase laveur, puis dans le cylindre saturateur.

Il est difficile, et en même temps dangereux, de mettre en œuvre ces sortes d'appareils; la moindre fuite ou rupture du vase contenant l'acide, peut occasionner les accidents les plus graves; de plus, la forte chaleur, développée par le mélange de l'acide avec l'eau, sera toujours nuisible.

Il en existe un à Paris qui vient de Genève; il a coûté six mille francs; mais ceux de M. Verneaux sont plus simples, bien confectionnés, et ne coûtent que deux ou trois mille francs.

Après avoir fait connaître les systèmes mis en usage pour la fabrication des boissons gazeuses, et les inconvénients qu'ils présentent, nous allons signaler les améliorations que nous y avons apportées.

Nous avons conservé des appareils existants ce qui nous a paru le meilleur, et nous les avons perfectionnés dans les parties susceptibles de l'être.

Les perfectionnements que nous avons apportés à la fabrication des liquides gazeux sont de quatre sortes.

La première a rapport au procédé;

La seconde aux appareils;

La troisième à la mise en bouteilles;

La quatrième enfin, a rapport aux vases contenant le liquide gazeux lorsqu'il a été fabriqué.

Le moyen que nous employons pour isoler momentanément les carbonates de l'acide, et que nous expliquerons ci-après, bien qu'il paraisse peu important, offre cependant quatre avantages, qui sont: 1° d'éviter la chaleur produite par le mélange de l'acide avec l'eau; 2° de dispenser d'un récipient pour contenir l'acide sulfurique; 3° de limiter les agents de manière que la saturation soit complète, et qu'il n'y ait jamais excès d'acide, comme cela arrive dans les autres systèmes; 4° et enfin de limiter aussi la force de tension que doit subir l'appareil, puisque cette force n'agit qu'en raison des volumes de gaz qui sont dégagés par les agents producteurs.

Nous ajouterons encore que nos appareils sont, sans contredit, les seuls qui puissent permettre la fabrication des vins mousseux.

Avant de commencer l'opération, il convient de faire connaître les réactifs que l'on emploie et la manière de les préparer, ainsi que les soins à prendre pour mettre en œuvre.

DE NOS APPAREILS,

POUR LESQUELS NOUS SOMMES BREVETÉS.

Préparation des cartouches de blanc.

On fait sur un mandrin de bois, d'une dimension convenable, des cylindres de papier en forme de cartouches. Le papier à employer sera mince et bien collé : celui qui est connu sous le nom de papier d'affiches convient parfaitement ; il devra être sans trous et mis simple sur le mandrin. La cartouche étant collée sur le bord dans toute sa longueur, on la colle aussi du côté le plus étroit du mandrin, pour la fermer comme un sac de papier ; on retire le mandrin et l'on continue à faire de nouvelles cartouches. Lorsqu'elles sont sèches, on les remplit de blanc en poudre que l'on introduit avec une main en fer-blanc par l'ouverture que l'on a réservée, et l'on ferme cette dernière ouverture, en collant ou en remployant le papier.

Proportion du blanc et de l'acide employés.

La quantité de blanc et d'acide doit être égale, le poids en est réglé selon la capacité de l'appareil. Le volume total du blanc, de l'acide et de l'eau a été calculé de manière qu'il n'occupe que les trois quarts de la boule, laissant ainsi à la surface un espace libre pour le développement du gaz. Avec cette précaution l'écume du blanc ne montera pas dans le col du récipient.

En tous cas, cet inconvénient serait fort léger, l'ouverture pratiquée dans le haut du col étant gardée par deux diaphragmes de flanelle dont l'un est adhérent au gros bouchon B, et l'autre placé à l'un des côtés d'un petit tube que l'on introduit dans le corps du grand conduit par où passe le gaz.

Pour un récipient de la contenance de litres, il faut :

Acide sulfurique.	kilos
Blanc.	d°
Eau.	litres.

On peut mesurer l'acide au lieu de le peser : un litre pèse 1842 grammes.

L'eau acidulée se prépare de la manière suivante : On pèse l'acide ; on le verse dans un vase contenant l'eau que l'on a mesurée ; on agite le tout avec une baguette de bois ou de verre ; on laisse ensuite refroidir.

Ce mélange, pour être versé plus commodément dans le récipient, peut être fait dans plusieurs vases, pourvu qu'on ait soin d'observer toujours les proportions.

L'acide sulfurique, au moment où on l'étend avec de l'eau, dégage une forte chaleur. Il faut donc préparer cette solution quelques heures au moins avant de s'en servir, afin qu'elle ait eu le temps de se refroidir.

Nous supposons que l'acide sulfurique que l'on emploie sera celui du commerce qui marque 66 et qui pèse, comme nous l'avons dit, 1842 grammes pour un litre.

Dans le cas où l'acide aurait été affaibli par de l'eau, on en tiendra compte, afin que chaque opération soit semblable à l'autre et que la saturation soit toujours la même.

Il est essentiel de maintenir rigoureusement les proportions de blanc et d'acide ; néanmoins les vases siphoï-

— *Suite de la page* 23. —

des nécessitant une plus grande quantité de gaz que les bouteilles de verre, on peut mettre un demi-kilo de blanc et un demi-kilo d'acide de plus que la dose ordinaire pour la saturation de l'eau dans le cylindre. On comprendra, au reste, que cela n'est utile que pour la première opération, le gaz qui est resté dans le récipient suffit pour commencer la saturation d'un second cylindre.

Les deux cartouches qui contiennent la dose nécessaire de blanc occupant toute la hauteur du col, il faut, quand on en veut employer une plus grande quantité, préparer une petite cartouche supplémentaire que l'on jette la première dans le récipient, pour qu'elle se place sur les côtés dans l'intérieur de la boule, et qu'elle ne gêne pas la disposition des deux autres.

Comme nous l'avons déjà dit, il ne faut pas varier les proportions des matières employées pour dégager le gaz; car c'est de ces proportions que dépend la bonne qualité de l'eau. Il n'est donc pas douteux que si l'on mettait plus d'acide et de blanc on obtiendrait beaucoup plus de gaz, et par conséquent cela éviterait de recharger l'appareil aussi souvent; mais alors l'eau n'étant pas en assez grande proportion, le gaz acquerrait une odeur de craie que les vases laveurs, quelle que fût leur capacité, ne pourraient pas neutraliser; l'expérience nous a démontré que les proportions suivantes étaient les meilleures : il faut, pour cinq parties et demie, mettre une partie d'acide, en poids, et, si c'était en volume, il faudrait dix mesures d'eau pour une d'acide.

Vase laveur.

On mettra, dans le premier vase (le plus petit), environ 10 grammes de carbonate de soude, puis on l'emplira à moitié d'eau, ainsi que l'autre vase ; afin qu'il se trouve assez d'espace vide au-dessus de l'eau pour que le gaz puisse opérer son dégagement. L'eau du premier vase peut rester huit jours sans être renouvelée, mais il faut changer celle du grand vase tous les jours.

Manomètre.

Soins à lui donner avant de s'en servir.

On dévisse le Manomètre pour introduire, dans la cuvette manométrique, une petite mesure d'eau, soit un 60me de litre; c'est cette eau qui, en montant dans le tube du Manomètre, indique la pression qui existe dans l'appareil. (V. 6e Obs. relative au Manomètre, p. 34.)

Manière de faire fonctionner nos Appareils.

Commencement de la saturation de l'eau de Seltz ou de tous autres liquides. (Pl. 1re, *fig.* 1re.)

On dévisse le robinet *P* ou le bouchon *Z*, l'on remplit le cylindre avec le liquide que l'on veut saturer de gaz ; on remet le robinet ou le bouchon *Z* en place ; on établit la communication entre le cylindre et le récipient, au moyen de la bague folle *K*, que l'on visse sur la pièce en cuivre *L* : l'appareil ainsi préparé, on peut commencer l'opération.

On doit d'abord introduire l'eau acidulée : pour cela on dévisse le bouchon *T* (1); on place l'entonnoir dans cette ouverture, et on verse l'acide; on referme ce bouchon, puis on desserre la vis de pression, on rabat la bride et on ôte le gros bouchon *B* que l'on place sur le pied en bronze disposé pour le recevoir. (Cette tige est désignée par la lettre *q*.) L'ouverture du récipient étant libre, on introduit les cartouches l'une après l'autre. Avant d'introduire les cartouches, et pour qu'elles puissent descendre jusque sur l'agitateur, il faut ne pas oublier de retirer la broche en cuivre *S*; il faut aussi que l'agitateur soit convenablement tourné afin que les cartouches ne tombent pas sur les pointes, ce qui pourrait déchirer le papier et occasionner un dégagement de gaz que l'on doit éviter avant que l'appareil ne soit fermé. L'agitateur doit donc être placé horizontalement; il suffit pour cela de toujours laisser la manivelle en bas ou en haut; il est, du reste, très bon de contracter l'habitude, chaque fois que l'on tourne l'agitateur, d'arrêter la manivelle dans une de ces positions; cela est aussi nécessaire, pour empêcher que l'écume du blanc ne monte trop dans le col du récipient.

Les cartouches étant placées, on remet le gros bouchon *B*, en prenant garde qu'il ne se trouve aucune ordure sur la surface bouchante; on redresse la bride et on serre la vis raisonnablement; puis on enfonce la

---

(1) Avant de vider l'eau acidulée dans la boule du récipient, il faut ôter le gros bouchon *B* afin que l'air puisse s'échapper à mesure que le récipient se remplit.

— *Suite de la page* 25. —

broche *S* pour que la portion de cartouche qui se trouve dans le col de l'appareil soit isolée (1). Les choses étant ainsi disposées, on ouvre le premier robinet *H*, et on tient fermé le deuxième (celui du Manomètre).

On commence alors à tourner un peu l'agitateur: un demi tour quelquefois suffit pour déchirer la cartouche; le dégagement se fait aussitôt entendre, et le Manomètre indique la pression, laquelle doit être alors de deux à trois atmosphères. Les parties vides du récipient et du vase laveur contenant un peu d'air atmosphérique, il est bon de le laisser échapper; pour cela on dévisse un peu la cuvette manométrique, l'air s'échappe alors par le petit trou disposé à cet effet; on referme presque aussitôt, et on ouvre le dernier robinet pour que le gaz arrive au récipient (2).

Le cylindre étant plein de liquide, le gaz ne pourrait entrer que difficilement; mais on retire par le robinet *P* environ deux litres d'eau, alors le gaz entre plus abondamment, ce qui permet aussi d'agiter l'eau avec plus de facilité.

Cette opération préliminaire, qui consiste à remplir d'abord le cylindre de liquide, et à en retirer ensuite une certaine quantité, a encore pour objet d'éviter qu'il ne reste, dans le cylindre et à la surface de l'eau, de l'air atmosphérique, qui rendrait la saturation difficile.

---

(1) Pour enfoncer la broche S, il faut tourner la petite manivelle à droite, et la tourner à gauche pour la ramener.

(2) Les deux robinets sont ouverts lorsque la boule G est tournée du côté du cylindre; on les ferme en ramenant cette boule sur soi et la tournant du côté du générateur.

— *Suite de la page* 25. —

Dès que le gaz a remplacé le liquide que l'on vient de tirer, on balance le cylindre en mettant un léger intervalle entre chaque oscillation, afin d'éviter un dégagement de gaz trop abondant dans le récipient ; car, au commencement de la saturation, l'eau absorbe toujours beaucoup de gaz, ainsi qu'on peut l'observer au Manomètre qui descend alors rapidement. On imprime à la manivelle de l'agitateur un mouvement de rotation d'une certaine lenteur, mais néanmoins suffisant pour fournir à peu près autant de gaz que l'eau en absorbe. Lorsque celle-ci est presque saturée, on peut faire osciller le cylindre aussi vîte que possible, car alors l'eau n'absorbe presque plus de gaz ; l'on peut de même tourner la manivelle très rapidement, attendu que le dégagement devient plus faible.

Il est bien entendu qu'aussitôt que l'on a besoin d'augmenter le dégagement du gaz, on retire la tige *S*, afin de laisser tomber une nouvelle portion de cartouche; on la renfonce jusqu'à épuisement des cartouches.

Chaque oscillation du cylindre doit se faire brusquement, afin que l'eau tombe le plus rapidement possible du haut en bas du cylindre.

On continue de balancer le cylindre au fur et à mesure de l'arrivée du gaz ; et, lorsque le Manomètre se maintient à huit atmosphères, malgré l'oscillation imprimée au cylindre, c'est un signe que l'eau est saturée au degré indiqué ; l'opération est alors terminée et l'on peut mettre en bouteille.

Comme nous venons de le dire, lorsque le Manomètre se maintient à la même pression pendant une minute environ, l'on peut avec confiance commencer l'embouteillage, mais on n'en doit pas conclure rigoureusement que les volumes de gaz dissous dans l'eau sont en rapport avec la pression indiquée; il faudrait pour cela employer vingt-quatre heures à la saturation, tandis qu'elle ne prend ordinairement que de 3 à 5 minutes; mais cela revient tout-à-fait au même, attendu que l'on opère sous une pression plus forte que celle que l'on veut réellement obtenir; l'expérience a bientôt appris à quel degré de force on doit commencer la mise en bouteilles, pour que l'eau soit suffisamment gazeuse : c'est ordinairement à huit atmosphères que l'on commence l'embouteillage, lequel doit se continuer rapidement et sans interruption; car si l'on restait plus d'une heure à la mise en bouteille, la saturation se complétant de plus en plus, les bouteilles se casseraient davantage. On peut bien remédier à cet inconvénient en opérant sous une pression moins élevée, mais il est toujours préférable, par économie de temps, de travailler sous une pression supérieure; ensuite les bouteilles se trouvent, par le fait, soumises à une pression plus forte que celle qui reste après que la bouteille est bouchée, épreuve qui rend la casse moins fréquente chez les consommateurs.

Avant de nous occuper de la mise en bouteilles nous devons faire sentir la nécessité de choisir des bouchons d'assez bonne qualité et du prix environ de 20 francs le mille à Paris. Pour bien boucher, ils doivent être seulement un peu plus gros que l'ouverture des bouteilles : les plus petits doivent avoir 23 millimètres de diamètre et les plus gros 26, du côté le plus étroit. Avant de s'en servir il faut les faire tremper dans l'eau une nuit à l'avance. Si l'on avait négligé cette précaution et que l'on fût pressé, il suffirait de jeter de l'eau bouillante dessus ; les bouchons peuvent acquérir ainsi toute l'élasticité convenable, mais en se refroidissant ils deviennent plus durs qu'auparavant.

La ficelle doit être choisie de bonne qualité et d'égale grosseur. Il est également nécessaire de recommander au cordier qui la file d'imprégner faiblement la filasse avec un peu d'huile de lin; cela rend le nœud plus facile à serrer et la ficelle moins sujette à se pourrir : si elle était trop huilée, les nœuds pourraient se desserrer d'eux-mêmes.

De la mise des liquides gazeux dans les bouteilles de verre.

Une fois la mise en bouteille commencée, il est inutile de manœuvrer de nouveau l'agitateur pour produire du gaz, car le dégagement continue en quantité suffisante; la pression intérieure diminue bien un peu par la sortie du liquide et pendant tout le temps qu'elle a lieu, mais le gaz ne cessant d'augmenter de volume dans le cylindre, son ressort n'en acquiert que plus de puissance. Le liquide se trouve donc chassé avec plus de violence encore à la fin de l'embouteillage qu'il ne l'était au commencement; il arrive même quelquefois que le gaz pousse trop fort; alors, pour éviter la casse les bouteilles, il devient nécessaire d'intercepter le passage du récipient et de laisser échapper du cylindre une certaine quantité de gaz afin de diminuer la pression. Cela explique pourquoi l'opération doit être commencée à huit ou à neuf atmosphères et terminée à 7 ou à 6 (1).

(1) En hiver les eaux seront aussi fortes saturées à une ou deux atmosphères de moins que dans l'été.

La bouteille de verre étant placée comme elle est représentée fig. 2, on appuie le pied sur la pédale pour que son ouverture soit bien formée, puis on introduit un bouchon à l'entrée de la mécanique en ayant soin de ne l'enfoncer que modérément pour n'intercepter aucun des conduits; alors, on livre passage au liquide en ouvrant le robinet P, et la bouteille s'emplit presque instantanément aux trois quarts; pour l'emplir tout-à-fait, il devient indispensable de laisser échapper l'air atmosphérique, c'est ce qu'on fait en levant un peu le pied qui appuie sur la pédale. La bouteille se trouvant ainsi desserrée, l'air s'échappe par son orifice en même temps que le liquide continue à descendre; quand elle est suffisamment pleine, ce qui se voit à travers la grille placée sur le cache-bouteille, on ferme le robinet de la main gauche, et, de la main droite, on chasse le bouchon avec le levier; mais il faut avoir soin de l'enfoncer à petits coups et par un mouvement saccadé; de cette manière le bouchon entre plus facilement que si on le chassait d'un seul trait. Lorsqu'il a pénétré assez avant, on diminue la pression du pied en même temps qu'on avance la main gauche pour recevoir la bouteille dont on retient le bouchon avec le pouce; puis on le présente à la personne qui doit mettre la première ficelle, et ainsi de suite.

La mise en bouteilles de l'Eau de Seltz s'opère assez bien quand le verre est de bonne qualité et qu'il ne casse pas trop; il n'en est pas de même des liquides mucilagineux; aussi, doit-on, autant que possible, lorsqu'on fait usage soit de sels médicinaux, soit de sucre ou de sirop, éviter de mettre ces substances dans le cylindre. Le mieux est de les introduire au fond de la bouteille

— Suite de la page 27. —

et d'emplir celle-ci d'eau gazeuse, et les ficelles étant placées, d'agiter pour opérer le mélange. Tel est le mode le plus simple pour la préparation des limonades, et généralement de toutes les boissons sucrées ou minérales.

Pour opérer l'embouteillage sans le secours d'une mécanique, il faut un ouvrier très adroit et bien exercé, car c'est de son habileté que dépend le plus ou moins de déperdition du gaz, et par conséquent la force des eaux. Après avoir rempli la bouteille de la même manière que ci-dessus, l'ouvrier la saisit de la main gauche et enfonce de la main droite un bouchon qui a été déjà présenté à l'orifice de la bouteille, pour être certain qu'il y va bien; on finit d'enfoncer le bouchon au moyen d'une tapette, puis on met la ficelle.

Lorsque l'on veut faire des vins mousseux, la mise en bouteilles devient encore plus difficile, parce que ces vins sont déjà mucilagineux de leur nature; nos appareils ont encore été disposés de manière à obvier à ce nouvel inconvénient. Cette disposition consiste à mettre à volonté la bouteille en rapport avec l'atmosphère gazeuse; par ce moyen, la tension de l'air intérieur de la bouteille devient exactement la même que celle du contenu du cylindre; il en résulte que le liquide, en passant de l'un dans l'autre, est toujours également comprimé, et, conséquemment, qu'il ne laisse échapper aucun gaz ni former aucune mousse; cette disposition consiste surtout dans l'adaptation à la machine à embouteiller de deux robinets destinés, l'un à recevoir le liquide, l'autre à laisser passer l'air qui remonte de la bouteille dans le cylindre. Le cylindre de son côté est disposé à cet effet, ainsi que l'on va le voir dans le chapitre suivant.

ficelles sur les bouchons : l'un d'eux remplit la bouteille et la passe à l'autre en tenant le bouchon avec le pouce; ce dernier place une première ficelle pour maintenir le bouchon et met ensuite la seconde ficelle en se passant du secours du premier ouvrier qui peut alors emplir une autre bouteille. De cette manière l'embouteillage se succède rapidement.

Pour que celui qui remplit les bouteilles puisse aussi placer les ficelles sans aucun aide, on se sert d'une paire de pinces qui retient le bouchon tandis que l'on place les ficelles.

On peut aussi se servir d'une mécanique pour retenir le bouchon, au lieu de pinces dont nous venons de parler; mais cela augmente encore les frais du matériel; et, d'un autre côté, il faut plus de temps en somme pour procéder au placement des ficelles, à l'aide du moyen mécanique, qu'il n'en faut à deux personnes exercées.

De l'introduction du liquide dans les vases syphoïdes.

Pour introduire le liquide gazeux dans un vase syphoïde, il faut le placer comme on le voit fig. 4. Pour cela on prend le vase de la main gauche par son bouchon en étain : on introduit la douille dans le trou de l'embouteillage, et pour qu'elle s'y engage convenablement, on tourne de droite à gauche en appuyant légèrement. On conçoit qu'il est nécessaire de tenir le vase par le haut du bouchon afin que le mouvement agisse directement sur la douille. C'est donc en appuyant perpendiculairement sur celle-ci que l'on engage ou que

— *Suite de la page* 28. —

l'on retire le vase de l'embouteillage. Il faut bien se garder de chercher à enfoncer le vase ou à le retirer, en le prenant par l'anse ou par le corps, car on pourrait fausser la douille. Le vase étant placé, on appuie sur le levier ; pour cela les doigts prennent un point d'appui sur le corps du bouchon, tandis que la paume de la main pousse sur l'extrémité du levier ; de cette manière la douille en étain n'est nullement fatiguée par la pression que l'on exerce en appuyant sur le levier. En même temps que toute cette manœuvre se fait de la main gauche, on ouvre le robinet de la main droite, l'eau gazeuse aussitôt se précipite bruyamment dans le vase ; lorsqu'il est plein, ce bruit cesse ; alors on le retire de la même manière qu'on l'y a engagé ; mais pour que la saturation soit plus forte, on agite le vase, ce qui fait dissoudre une nouvelle quantité de gaz ; ensuite on le représente à l'embouchure de l'embouteillage pour permettre une nouvelle introduction de liquide ; de cette manière le vase est plus plein et le liquide plus saturé.

Dès qu'on aura retiré le premier vase, on fera bien de balancer de nouveau le cylindre, afin d'augmenter la saturation de celui-ci, d'autant mieux qu'il y existe plus d'espace libre. On fera de même après le deuxième et le troisième vase ; mais, là doit cesser cette précaution, attendu que le vide du cylindre est alors assez considérable pour que la saturation soit complète. On sait déjà qu'il faut tourner l'agitateur afin de maintenir le Manomètre à dix atmosphères en été et à neuf en hiver.

Quand le vase syphoïde est plein on le met dans un cuvier d'eau fraîche. Cette mesure a un double avantage : elle fait d'abord découvrir les fuites de gaz, s'il en existe, par l'ébullition qu'il occasionne dans

— Suite de la page 28. —

l'eau en s'échappant des ouvertures; ensuite elle conserve au liquide toute sa qualité. Il est de principe, en effet, que le gaz n'est réellement bien fixé dans les liquides où on l'a refoulé, que par un abaissement de température; or, lorsqu'on sature un cylindre d'eau, la température s'élève par suite de la forte pression qu'exerce le gaz sur le liquide. Il ne faut donc pas livrer immédiatement aux consommateurs l'eau qui vient d'être faite; le mieux est de la préparer quelques heures d'avance, et de la déposer ensuite dans un endroit frais, soit dans une cave, soit, mieux encore, comme on vient de le dire, dans de l'eau nouvellement tirée du puits; dix minutes suffisent pour opérer un refroidissement convenable. C'est un soin qu'il faut prendre surtout pendant les chaleurs, car l'hiver le gaz a plus d'affinité pour l'eau.

La pièce dans laquelle on place la douille d'un vase syphoïde, que l'on veut remplir d'eau gazeuse, peut avoir une capacité plus ou moins vaste afin de pouvoir y loger les diverses substances que l'on désire introduire dans les vases. Lorsqu'il s'agit de faire des eaux médicinales, on fait dissoudre les sels dans une faible proportion d'eau; puis on introduit une quantité déterminée de ce liquide dans la pièce à embouteiller, de sorte que l'eau gazeuse l'emporte en passant dans le vase.

On prépare les limonades de la même manière; seulement il faut que l'intérieur de la pièce à embouteiller soit suffisamment grande, pour contenir de 80 à 100 grammes de sirop de sucre, avec l'acide citrique et la liqueur aromatisée au citron; mais on pourrait, avec plus d'avantage, mettre dans le cylindre la quantité de sirop de sucre relative au nombre de bouteilles, et

— *Suite de la page* 28. —

on mettrait l'acide citrique ou l'acide tartrique dans la pièce à embouteiller. L'acide aura été, au préalable, dissous dans une faible proportion d'eau, comme nous venons de le dire pour les sels médicinaux ; en procédant de cette manière, on pourra se servir de la pièce à embouteiller l'Eau de Seltz, attendu que la solution d'acide est d'un petit volume et qu'elle pourra facilement être logée dans le trou en buis.

On peut, sans inconvénient, mettre des acides dans la pièce à embouteiller, attendu que le métal est garni d'un buis ou d'un vernis qui empêche le contact de l'acide.

L'acide citrique ou l'acide tartrique que l'on emploie ordinairement pour faire les limonades doit être dissous dans le moins d'eau possible, attendu qu'il ne se conserve bien qu'à une concentration voisine de la cristallisation. En faisant un peu chauffer l'eau, celle-ci employée en poids égal à l'acide sera suffisante, mais il en faudrait une fois plus si on faisait cette solution à froid.

Lorsque l'opération de la mise en bouteilles est finie, le cylindre n'ayant plus de liquide, il faut laisser échapper le gaz qu'il contient ; mais on peut se servir de celui du récipient. Quoique cette économie soit peu importante à Paris, en raison du bas prix du blanc et de l'acide, nous donnons toutefois les moyens d'utiliser le reste de ce gaz.

On s'y prend de la manière suivante :

Aussitôt que la mise en bouteilles est achevée, on laisse échapper le gaz que contient le cylindre ; puis on le remplit d'eau ; on ouvre le robinet *H*, pour laisser arriver le gaz au récipient ; on tire environ trois bouteilles du liquide, afin de faire de la place pour l'entrée du gaz, comme il a été déjà dit à l'article de la saturation; on fait osciller le cylindre pour que l'eau absorbe le plus de gaz possible; on tourne plusieurs fois la manivelle pour que tout le dégagement ait lieu, et quand le Manomètre cesse de monter, quoique l'on tourne encore la manivelle, c'est un signe qu'il n'y a plus de gaz à dégager; de même que si le Manomètre ne baisse plus, malgré l'oscillation imprimée au cylindre, c'est une preuve que l'eau n'absorbe plus de gaz. L'opération est alors finie et l'on vide le résidu des matières contenues dans le régénérateur.

Ici, comme on doit le comprendre, il y a toujours une petite perte de gaz; cela n'a pas lieu avec un appareil à système continu; mais il faut dans ce dernier système un homme pour tourner la roue qui met en mouvement le jeu de la pompe; tandis que, dans notre appareil, cette main-d'œuvre est inutile, puisqu'il est disposé de manière à utiliser l'action chimique qui remplace la puissance du refoulement du gaz par la pompe.

Nettoiement de l'appareil.

Lorsqu'il n'existe plus aucun dégagement de gaz dans le générateur, il faut, avant de procéder à une nouvelle saturation, débarrasser l'appareil des résidus qu'il contient; pour cela on adapte au robinet, qui se trouve sous le récipient, un tuyau de plomb à ce destiné et dont on fait arriver l'extrémité dans un seau muni d'un couvercle; on tourne l'agitateur, afin que la masse, étant mise en mouvement, se délaie et s'écoule plus facilement par le robinet; c'est alors que l'on ouvre le robinet: les matières sortent avec violence, chassées qu'elles sont

— *Suite de la page* 30. —

par le gaz qui continue à être comprimé dans le récipient. Il faut ouvrir le robinet vivement et entièrement, afin que s'il y avait des matières durcies elles fussent chassées; mais le dégorgement étant commencé, s'il devenait trop tumultueux, on diminuerait un peu l'ouverture du robinet.

Quand le récipient est vide, on ferme le robinet et on peut recharger de nouveau. A cet effet, on ôte le gros bouchon *B* avec précaution, afin que le peu de gaz qui reste s'échappe lentement : il n'est pas nécessaire de laver entièrement à chaque fois l'intérieur du récipient, néanmoins il est bon de le faire de temps à autre. Cette opération est d'ailleurs facile, en dévissant le gros robinet et en jetant une suffisante quantité d'eau par la grande ouverture.

S'il arrivait que la pression intérieure ne fût pas assez forte pour expulser toutes les matières, ou que le robinet vînt à s'obstruer, on laisserait échapper le gaz par l'ouverture du Manomètre, afin d'anéantir entièrement la pression, puis on ôterait successivement le bouchon *B* et le robinet du dessous de la boule; alors toutes les matières s'écouleraient par cette large ouverture.

On peut aussi annuller la pression du récipient en dévissant un peu le bouchon *T* par où l'on a introduit l'acide. Il faut le dévisser un peu, mais jamais entièrement; car autrement il pourrait se trouver chassé par la violence du gaz.

Nota. Chaque fois que l'on vide les matières du récipient, il faut fermer le premier robinet *H*, qui est placé sur le petit vase laveur, afin d'empêcher que l'eau des deux vases, ne remonte dans le récipient par l'effet du gaz qui se dégagerait de l'eau des laveurs.

— *Suite de la page* 30. —

Si on laisse tomber quelques gouttes d'acide sur l'appareil, il faut les éponger le plus promptement possible, pour ne pas laisser altérer la peinture des ferrements ou du bois; il sera bon de repeindre ceux-ci toutes les fois que le besoin s'en fera sentir.

Lorsqu'il tombe des taches d'acide sur les vêtements, on les enlève avec une solution de carbonate de soude. Il est, du reste, nécessaire, en cas de besoin, d'avoir toujours de cette solution lorsqu'on fait usage de l'acide sulfurique.

On répare la peinture des ferrements de la manière suivante :

Pour les ferrements couleur de bronze, on prend un peu de bleu de Prusse et un peu de jaune de chrôme délayés dans des proportions convenables avec de l'huile grasse et un peu d'essence.

Pour la couleur jaune du bois, on prend un peu d'*ocre* foncé, d'*ocre du rue* broyé à l'huile et délayé dans un peu d'huile et d'essence.

Nous ne saurions trop insister sur l'importance de ne jamais laisser établir la rouille sur les ferrements; car l'acide carbonique a une très grande action sur cet oxide et sur le fer.

Les pièces en bronze doivent être nettoyées, au moins une fois par semaine, avec de la terre pourrie.

Tous ces soins, pris à temps, peuvent éviter quelques réparations.

Observations sur l'ensemble du travail.

Première observation.

Tant que l'opération dure, il ne faut pas perdre de vue le Manomètre, et on ne doit jamais le laisser s'élever à plus de dix à douze atmosphères. Il ne monte que très lentement si on ne tourne pas la manivelle de l'agitateur.

Deuxième observation.

Pour diminuer la pression intérieure de l'appareil, on peut avoir recours à trois moyens:

Le premier consiste à balancer le cylindre; le gaz se dissout dans l'eau, et la pression diminue.

Le deuxième consiste à tirer du cylindre une certaine portion du liquide, et la pression diminue.

Enfin, le troisième moyen de diminuer la pression consiste à laisser échapper du gaz du récipient ou du cylindre.

Troisième observation.

L'opération finie, on peut laisser séjourner l'eau gazeuse dans le cylindre; mais il faut nettoyer le récipient.

Quatrième observation.

Si le gaz s'échappe par les rondelles de peau placées entre chaque jonction des pièces de la mécanique, c'est une preuve que les écrous ne sont point assez serrés; il faut alors les resserrer.

Ces rondelles de peau se préparent en les imprégnant d'une substance grasse, composée de quatre parties de cire et d'une partie de saindoux, que l'on fait fondre ensemble : l'on trempe la peau dans ce mélange encore chaud.

Cinquième observation.

Si l'on remarquait une fuite de liquide par l'orifice de la pièce de cuivre *L*, cela viendrait de ce que la soupape serait obstruée par un corps étranger. Il faudrait la nettoyer ou en mettre une autre.

Sixième observation.

Il sera bon de renouveller deux à trois fois dans la journée l'eau de la cuvette manométrique. Il faudra faire attention qu'il ne reste pas d'eau dans le tube du Manomètre. Cela peut arriver toutes les fois que la pression de l'appareil aura été diminuée trop brusquement ; d'un autre côté, l'attraction capillaire retient une petite quantité de liquide à l'orifice du tube ; on fera donc bien de secouer chaque fois le Manomètre pour faire tomber l'eau, ou, mieux encore, on devra aspirer l'eau avec la bouche par l'orifice du tube. Avec cette précaution, on peut être sûr que le Manomètre sera plus exact que s'il plongeait dans un bain de mercure.

Septième et dernière observation.

On doit avoir soin que les axes du cylindre soient portés sur la fourche en ligne droite, et au niveau de la bague folle ; car autrement, le cylindre ne pourrait pas se mettre en communication avec le récipient.

De la préparation du bi-carbonate de soude.

Dans les localités où l'acide sulfurique serait d'un prix élevé, il sera avantageux de recueillir les pertes du gaz pour préparer du bi-carbonate de soude.

A cet effet, on disposera une boîte en bois blanc d'environ un mètre de hauteur sur cinquante centimètres de largeur. Cette boîte sera pourvue d'un double fond placé à cinq centimètres au-dessus de l'autre et percée d'un grand nombre de trous à sa partie inférieure; c'est sur ce double fond que l'on place les cristaux de carbonate de soude, dont on remplit le double fond. On ferme ensuite la boîte avec un couvercle qui doit s'introduire dans l'intérieur de la capacité de la boîte et reposer sur *une* portée.

On charge le couvercle de plusieurs corps pesants, ou bien on le maintient à l'aide de traverses, après l'avoir préalablement muté avec de la terre glaise. Un trou sera pratiqué au dernier fond de la boîte; il doit être muni d'un bouchon que l'on retire à volonté pour le dégorgement des eaux de cristallisation. Entre les deux fonds, se trouve un robinet pour livrer passage au gaz (1).

D'un autre côté, on disposera deux tonneaux qui devront servir de réservoir au gaz sortant du cylindre. Ces deux tonneaux seront placés solidement l'un au-dessus de l'autre, et seront mis en communication par un tube de cuivre de trois centimètres environ de dia-

---

(1) Au lieu d'une boîte on pourrait prendre un tonneau en bois blanc, bien cerclé en fer; il faudrait également un double fond et un couvercle. Il ne faut pas employer de clous en fer, attendu que l'acide carbonique les aurait bientôt détruits. On peut se servir de pointes en cuivre ou de chevilles en bois. Les cercles du tonneau doivent être peints au minium pour les garantir de l'oxydation.

— *Suite de la page* 35. —

mètre, placé à l'extérieur et dont les extrémités seront fixées à la partie inférieure de chacun des tonneaux ; en sorte que lorsque le gaz s'échappera du cylindre dans le tonneau du dessous rempli d'eau, la pression refoulera ce liquide dans le tonneau qui sera le plus élevé, de manière que celui-ci sera plein d'eau quand le premier sera plein de gaz. Le gaz à son tour cédant à la pression de l'eau, qui tend à descendre dans le tonneau inférieur, sera forcé de sortir pour se rendre dans la boîte contenant le carbonate de soude.

On comprend aisément que le tonneau inférieur doit être muni de deux robinets placés dans sa partie supérieure, et dont l'un sert à l'introduction du gaz, tandis que l'autre est destiné à le laisser échapper. Ce dernier doit toujours être ouvert, afin que le gaz puisse se rendre dans la boîte du carbonate de soude.

On se sert de tuyaux en étain pour conduire le gaz.

On s'aperçoi que le carbonate de soude est complètement saturé d'acide carbonique quand le flotteur adopté au tonneau supérieur, et qui descend avec l'eau au fur et à mesure que le gaz est absorbé par la soude, a cessé son mouvement descendant. L'opération est alors terminée et l'on retire les cristaux de bi-carbonate de soude de la boîte qui les renfermait. Pendant l'absorption du gaz par la soude, il faut ouvrir plusieurs fois le trou qui est pratiqué au fond de la boîte et dont nous avons parlé, afin d'en extraire les eaux de cristallisation. Ces eaux sont assez considérables pour donner le tiers en poids du sel de soude employé. Elles peuvent servir à faire de la soude caustique. On en obtient encore, par l'évaporation, des cristaux de carbonate de soude que l'on peut soumettre de nouveau à la saturation du gaz.

Comme nous l'avons dit, la boîte est en bois blanc, pour que le bi-carbonate de soude ne soit pas taché par son contact ; autrement, ce sel devrait être renfermé dans un sac de toile.

On doit faire partement dessécher les cristaux de bicarbonate de soude, avant de les mettre dans des sacs de papier.

Nous ferons une dernière observation, c'est qu'au commencement de l'opération, le gaz n'est absorbé que très lentement; mais plus tard, l'absorption se fait très rapidement, puis elle se ralentit de nouveau et l'opération est alors à sa fin.

De la congélation de l'eau.

Nous croyons devoir signaler un résultat que le hasard nous a fait obtenir avec nos appareils : ce fait est relatif à la congélation de l'eau et d'une partie de l'acide carbonique. Nous pensons qu'en utilisant ces moyens, on pourrait préparer dans les pays chauds d'assez grandes quantités de glace.

Voici comment nous sommes arrivé à ce résultat :

Après que le liquide du cylindre saturateur a été mis en bouteilles, on ouvre d'ordinaire le robinet pour laisser échapper le gaz qu'il contient; le gaz, en sortant, fait alors entendre un sifflement très bruyant. Pour l'éviter, j'imaginai d'envelopper l'orifice du robinet avec un linge; je fus très surpris, en le retirant, d'y trouver de la glace; je répétai cette expérience, et je remarquai qu'il était nécessaire de doubler le linge plusieurs fois; voici comment je procédai depuis :

Lorsqu'il n'y a plus d'eau gazeuse dans le cylindre, celui-ci reste plein de gaz à six ou sept atmosphères; j'enveloppe l'ouverture du robinet avec un linge plié en huit, que je tiens de la main gauche, tandis que de la main droite j'ouvre entièrement le robinet; le linge se forme en boule par le refoulement du gaz, et dans l'intérieur de cette boule se trouve un glaçon de la grosseur d'une noix : cette glace est en partie formée d'acide carbonique solidifié et de vapeur d'eau. Si l'on mouille le linge avant l'opération, il se congèle en entier. J'ai essayé de lâcher le jet du gaz sur un disque métallique, comme le fait M. Thilorier dans sa belle expérience sur la congélation de l'acide carbonique, mais je n'ai pu parvenir à un froid aussi intense que celui que j'ai obtenu avec un linge.

D'après cela, je suppose que pour opérer la congélation du gaz carbonique, il n'est pas nécessaire de le comprimer à une pression aussi considérable, et aussi dangereuse que l'exige l'appareil de M. Thilorier; il n'est pas besoin non plus de glace pour refroidir d'avance les appareils; car j'ai répété cette expérience à une température de 20 degrés au-dessus de 0, et j'ai également obtenu un froid très intense; mais j'ai remarqué que plus on comprimait le gaz, et plus la température s'abaissait. Ainsi, en comprimant à dix atmosphères, on obtient la congélation du mercure.

Je suis porté à croire que le linge, dans cette expérience, n'a une action utile que parce qu'il divise le gaz sans empêcher sa mise en liberté, car si le gaz restait trop comprimé, la température ne s'abaisserait pas.

Je crois encore que tous les gaz comprimés ont la propriété de donner lieu à un abaissement de température, lorsqu'on les met subitement en liberté; car, en les comprimant, ils doivent perdre une partie de leur calorique latent, qu'ils reprennent ensuite lorsqu'ils cessent d'être comprimés.

Avec l'appareil de M. Thilorier, on obtient très facilement la congélation du mercure, mais on n'est pas encore parvenu à congeler de l'eau, ce que l'on obtiendra facilement, si, comme je viens de le dire, on lâche le jet de gaz à travers un linge mouillé et sur lequel on laisse tomber de l'eau goutte à goutte : cette eau, répandue par petite quantité, se congèlera si le jet de gaz est continu.

D'après ces données, je pense que l'on pourrait obtenir de la glace en comprimant de l'air atmosphérique, qu'ensuite on laisserait échapper à travers des linges mouillés. C'est surtout dans les fabriques où il existe des machines à vapeur, et où il y a toujours de la force non utilisée, que l'on pourrait employer quelques jeux de pompes pour refouler de l'air dans les cylindres, afin d'avoir un courant d'air qui s'échapperait continuellement, et qui donnerait lieu à un abaissement de température dont on pourrait tirer profit.

Je termine par l'exposé d'un fait qui m'a paru assez curieux ; c'est que lorsqu'on laisse échapper du cylindre le gaz qu'il contient, on ne voit rien sortir, mais quand le courant du gaz arrive à sa fin, on remarque un brouillard blanc, puis tout-à-coup on voit tomber comme une pluie de neige. J'ai bien des fois répété cette expérience, et je n'ai pas encore pu obtenir de résultats constants. J'ignore encore les causes qui m'ont fait réussir une fois plutôt qu'une autre.

Détail des frais que nécessite la fabrication des eaux gazeuses.

Le coût des matières premières et de la main-d'œuvre, pour la saturation de l'eau de Seltz, est toujours très peu considérable, quel que soit le système employé; mais les plus fortes dépenses consistent dans le prix des bouchons et des ficelles, dans la mise en bouteilles, et surtout dans la casse, qui, pour les bouteilles neuves, n'est pas moindre d'une sur dix.

Les vieilles bouteilles, qui ont déjà été soumises à une épreuve, offrent plus de sécurité : leur casse n'excède pas cinq pour cent ; c'est pour cela que les fabricants les reprennent pour vingt-cinq centimes, tandis qu'ils ne paient les neuves que vingt centimes.

L'avantage qu'offrent les vases siphoïdes pour le débit des liquides gazeux, est d'autant plus remarquable que les frais sont moins considérables que ceux occasionés par les bouteilles de verre, ainsi que nous allons le démontrer en peu de mots :

Supposons qu'un hospice ait besoin de cent bouteilles d'eau de Seltz par jour pour ses malades, il faudra, pour ce service, au moins deux cents bouteilles de verre, dont cent pleines et cent vides.

Dans cette position, examinons les frais annuels de cette fourniture :

Pour deux cents bouteilles.	48 fr.	»
Intérêt de ce capital.	2	40
Somme à reporter. . . .	50 fr.	40

Report. . . .	50	40
Cent bouteilles par jour donnent, pour l'année, 36,500; c'est donc autant de bouchons qu'il faut, à 18 fr. le mille; mais, en raison de la perte des bouchons défectueux, le mille revient ordinairement à 20 fr., ce qui fait pour 36,500	730	»
L'expérience a démontré que le posage des bouchons, la dépense des ficelles et leur placement pour fixer le bouchon, ne coûtait pas moins de 2 c. par bouteille, ce qui fait encore une somme de.	730	»
Le coût des matières premières, telles que l'acide, le blanc, et celui de la main-d'œuvre, revient à environ 3 c., ce qui fait	1095	»
Total.	2605 fr.	40

Si nous déduisons les 48 fr. pour l'achat des deux cents bouteilles, nous trouverons qu'il reste 2555 fr. ce qui fait que l'eau gazeuse revient à 7 c. par bouteille (1).

Pour faire le même service, nous allons maintenant nous servir des vases siphoïdes, qui coûtent vingt fois plus cher que les bouteilles de verre, et qui donneront cependant une notable économie.

Chacun de ces vases peut revenir à 4 fr. pièce, soit, pour les deux cents vases nécessaires au service de l'hospice, un capital de.	800 fr.	»
A reporter.	800 fr.	»

(1) A Paris, la bouteille d'eau de Seltz, non compris le verre, se vend 15 c. En déduisant 7 c. pour le prix de revient de l'eau de Seltz, il resterait encore un bénéfice énorme de plus de 100 p. 0/0; mais la casse le réduit à 25 p. 0/0; car c'est à peu près là le chiffre des profits que font les fabricants de Paris.

	Report. . .	800 f. »
Pour l'intérêt de ce capital	40	»
Pour les matières premières, ainsi que pour la main-d'œuvre, nous reportons comme aux autres, 3 c. par bouteille, ci	1095	»
Pour frais d'entretien et de réparations éventuelles.	100	»
	Total. . .	2035 »

Sur laquelle somme nous avons à déduire le capital des 200 vases siphoïdes qui est de 800 fr., il reste 1235 fr. (1), tandis que le service fait avec les bouteilles de verre a coûté 2555 fr. Ainsi les vases siphoïdes auront donc économisé une dépense de 1320 fr. dans le cours d'une année.

Si l'on établit cette comparaison sur une fabrique débitant jusqu'à mille bouteilles par jour, on sera étonné de l'énorme avantage résultant de l'emploi des vases siphoïdes.

On voit que nous n'avons pas tenu compte de la casse. Nous admettons que cette chance est égale pour les bouteilles de verre et pour les vases en grès, quoique nos vases soient cent fois moins cassants que les bouteilles de verre, puisqu'ils peuvent résister à soixante atmosphères de pression, tandis que les plus fortes bouteilles de verre ne résistent pas à plus de quinze atmosphères.

Un calcul sur la casse eût certainement été à notre avantage, cela est incontestable, attendu que nos vases, une fois essayés, ne cassent plus que par accident ; et

(1) Nous déduisons la valeur des bouteilles de verre comme celle des vases siphoïdes, par la raison que ce capital reste le même pour l'année suivante.

cette chance est encore moins grande qu'avec les bouteilles de verre; ajoutons que lorsqu'un vase casse, il n'y a que le grès de perdu; l'appareil de fermeture se replaçant en cinq minutes et à peu de frais, sur un autre vase.

On comprend que l'économie que nous obtenons par l'emploi de nos vases provient en partie des bouchons, des ficelles et de la main-d'œuvre; cette dépense se renouvelle à chaque bouteille de verre; tandis que notre bouchon, se plaçant une fois pour toutes sur chaque vase, se trouve pour ainsi dire perpétuel. Ainsi, lorsqu'une bouteille de verre a servi cent fois à livrer de l'eau gazeuse, elle a dépensé en bouchons et en ficelle, presque la valeur d'un vase siphoïde.

Le succès de nos vases est désormais assuré; car depuis deux ans qu'ils sont en usage, les demandes ont toujours été en croissant, et l'établissement ne peut suffire à celles qui lui sont faites.

Avant de terminer, nous dirons deux mots sur l'effet que produisent les changements de température sur les liquides gazeux.

Le gaz qui reste dans l'eau, après que l'on a débouché une bouteille de verre, ne s'y maintient que par la pression atmosphérique, et toutes les eaux gazeuses, fortes ou faibles, seront toujours ramenées à cette pression, aussitôt après leur mise en liberté; mais la pression atmosphérique peut retenir plusieurs volumes de gaz suivant que la température est plus ou moins basse: à 0, par exemple, l'eau en gardera plusieurs volumes, tandis qu'à une température de 20 degrés au-dessus de 0 le dégagement sera très rapide; c'est pour cette raison que l'on conseille de tenir au frais les eaux gazeuses, et que l'on frappe de glace les vins mousseux, afin de pouvoir les déboucher sans qu'ils perdent leur gaz.

J'ai aussi remarqué que le gaz se dégageait dans certains verres plus promptement que dans d'autres. J'ai d'abord cru que cela dépendait de la température du liquide ou du verre; mais après examen, j'ai reconnu que ce dégagement était produit par une autre cause.

Ainsi toutes les fois que l'on introduira des corps rugueux dans un liquide gazeux, cela occasionnera subitement un nouveau dégagement de gaz.

J'ai imaginé, d'après ces données, un petit instrument avec lequel on peut reconnaître de suite si un liquide contient du gaz. C'est une petite balle d'étain enduite d'un vernis à l'esprit de vin et saupoudrée de verre pilé : lorsque le vernis est sec et que le verre est suffisamment adhérent, on plonge cette balle, suspendue à un fil, dans le liquide, et l'on voit aussitôt toutes les aspérités formées par le verre pilé se couvrir de petites bulles de gaz, qui augmentent à vue d'œil et se dégagent successivement.

Le verre dépoli a aussi la propriété de faire dégager le gaz, mais d'une manière beaucoup moins énergique. On peut par ce moyen faire paraître du vin de champagne plus gazeux qu'il ne l'est réellement; il suffit de gratter le fond des verres avec une pointe d'acier.

Je suppose que ce phénomène a lieu par un courant électrique.

Nota. Nos appareils ayant reçu quelques modifications depuis la première impression de cette Notice, il a fallu faire des changements qui ont dérangé l'ordre de la pagination, mais qui étaient nécessaires pour l'intelligence de ces derniers perfectionnements.

DES

Diverses Boissons Gazeuses

Dont on fait usage.

Limonades, Orangeades, Groseilles; Framboises, Bishop, Gingerbeer, Punch, Grog et Vins mousseux.

Pour préparer les Boissons gazeuses que nous venons d'indiquer, il faut du sirop de sucre et des liqueurs aromatisées, préparés comme il va être dit.

Sirop de sucre.

Le sirop de sucre se prépare en faisant fondre deux livres de sucre dans une livre d'eau; on laisse bouillir quinze minutes; on a le soin de bien l'écumer, on filtre à chaud à travers une chausse; on lave la chausse avec l'eau qui doit servir à faire une nouvelle quantité de sirop. Le sirop refroidi se met dans des bouteilles que l'on bouche bien pour le conserver.

— *Suite de la page* 52. —

On peut préparer d'avance une grande quantité de sirop que l'on conservera dans un tonneau, à la cave. Il est même plus avantageux de mettre de suite dans le sirop la quantité relative d'acide et de liqueurs aromatisées au citron, de manière à ce qu'il n'y ait plus qu'à prendre une mesure déterminée de ce sirop pour faire une limonade.

On peut employer l'acide citrique ou tartrique. Avec ce dernier, les limonades reviennent moins chères, elles se conservent mieux, mais elles sont moins agréables au goût que celles qui sont faites avec l'acide citrique.

Avant de mettre l'acide dans le sirop, il faut le faire fondre trois ou quatre fois dans son poids d'eau ; puis on verse cette solution dans le sirop lorsqu'il est froid, ensuite on ajoute la quantité convenable de liqueurs aromatisées au citron, on agite le tout afin que le mélange se fasse bien.

Pour préparer les limonades à l'acide sulfurique, il en faut de 25 à 50 centigrammes par bouteille ; mais il est nécessaire d'allonger l'acide avec dix fois son poids d'eau avant de le verser dans le sirop.

Pour préparer la liqueur aromatisée au citron, on s'y prend comme nous allons l'indiquer plus loin. Mais on peut tout simplement se servir d'essence de citron rectifiée et mélangée avec 3 parties d'alcool à 40 degrés. On prend de cette liqueur la quantité convenable, pour que la limonade ait un bon goût sans excès, car une trop forte proportion d'essence la rendrait amère.

Liqueurs aromatisées au citron.

Prenez le zeste de douze citrons que vous faites infuser dans un litre d'esprit de vin du Languedoc. Une demi-cuillerée à café de cette liqueur, pour chaque limonade, sera généralement suffisante; mais il faut se régler d'après son goût, car la liqueur sera plus ou moins aromatisée, en raison de la grosseur et de la qualité des citrons dont on aura pris le zeste. Cette infusion doit se préparer quelques jours avant de s'en servir.

Liqueurs aromatisées à l'Orange.

Mettez infuser dans un litre d'esprit de vin le zeste de douze oranges au lieu de citrons (1).

Pour faire les limonades et les orangeades, on doit se servir d'acide citrique, cela est préférable au jus de citron qui a l'inconvénient de moisir plus vite.

On peut remplacer l'acide citrique par l'acide tartrique; mais, dans ce cas, il faut avoir bien soin que ce dernier soit pur et exempt d'acide sulfurique; quoi qu'il en soit, il ne vaut pas encore l'acide citrique.

Si on voulait se servir de jus de citron, il faudrait, pour chaque bouteille de limonade, tout le jus de deux citrons.

Si l'on veut faire voyager les limonades ou les garder longtemps avant de les débiter, on devra les muter : pour cela, il faut mettre dans chaque bouteille deux

(1) Les zestes de citron et d'orange ne doivent rester avec l'espri de vin que huit jours en été et quinze jours en hiver. On tire à clair ensuite, pour conserver ce liquide dans des bouteilles bien fermées.

grammes de sulfite de soude ; ce sulfite doit être liquide et avec excès d'acide sulfureux ; car, malgré l'emploi de l'acide citrique, les limonades se conservent difficilement en été : au bout de quelque temps, elles prennent un goût de moisi bien prononcé, contre lequel nous ne connaissons aucun préservatif, cet inconvénient dépendant de la nature même de l'acide citrique.

Limonades.

Manière de les préparer.

Prenez de 2 à 4 onces de sirop de sucre, 80 centigrammes d'acide citrique en poudre ou 1 gramme 1/2 d'acide tartrique et une demi-cuillerée à café de liqueur aromatisée au citron. Versez le tout dans une bouteille et emplissez d'eau gazeuse. Bouchez et mettez des ficelles.

Nota. Toutes les boissons acidulées et non vineuses doivent se charger à 7 atmosphères ; celles dans lesquelles il entre de l'eau-de-vie ou du vin ne doivent être chargées qu'à cinq atmosphères (1).

(1) Il arrive quelquefois que MM. les limonadiers exigent que les limonades soient troubles, sans cela ils disent qu'elles ne valent rien. Pour les satisfaire, on met le jus d'un citron par chaque bouteille, et seulement 50 grammes d'acide citrique. On peut aussi aromatiser chaque limonade en frottant sur ses faces un morceau de sucre avec l'écorce d'un citron.

Orangeades.

Mettez de la liqueur aromatisée à l'orange au lieu de citron, et seulement les 2/3 de la quantité d'acide citrique, savoir, 0,55 centigrammes.

Groseilles.

Prenez du sirop de groseilles au lieu de sirop de sucre. Faites de même pour les framboises et les autres sirops.

On peut faire ces diverses boissons dans le cylindre, ce qui est préférable; alors on augmente la dose dans la proportion du nombre de bouteilles que contient le cylindre, on sature de gaz et l'on met en bouteilles de suite, afin que ce liquide acidulé reste le moins possible dans le cylindre; et, aussitôt que ce dernier est vide, on le rince avec de l'eau.

Bishop.

Prenez une orange amère (*bigarade*), faites-la griller sur le feu, et pressez-la pour en extraire le jus que vous mettrez dans vingt-cinq bouteilles de vin rouge; ajoutez 10 cuillerées à café de liqueur au zeste de citron, 3 grammes d'acide citrique, 100 onces de sirop de sucre; versez cette boisson dans le cylindre pour la charger de gaz à 5 atmosphères, puis mettez en bouteilles, bouchez et ficelez.

Gingerbeer anglais.

Dans 6 litres d'eau, mettez 1 once 1/2 de gingembre; laissez macérer vingt-quatre heures, puis filtrez à la chausse; ajoutez 20 onces de sirop de sucre, puis 5 cuillerées à café de liqueur au zeste de citron, 1 gramme 1/2 d'acide citrique, 5 cuillerées à café de liqueurs au zeste d'orange; introduisez dans le cylindre; chargez de gaz à 5 atmosphères, mettez en bouteilles, bouchez et ficelez.

Punch.

Prenez 2 grammes de thé hyswin et autant de thé noir, faites infuser dans 6 onces d'eau bouillante, tirez à clair, ajoutez 2 onces de rhum, puis 1 cuillerée à café de liqueur au zeste de citron, 6 onces de sirop de sucre et 25 centigrammes d'acide citrique. Introduisez dans le cylindre, saturez à 5 atmosphères, mettez en bouteilles, bouchez et ficelez.

Nota. On peut faire du punch qui reviendra à meilleur marché en mettant de l'eau-de-vie au lieu de rum.

Pour faire le punch au kirschwasser, il faut mettre du kirschwasser au lieu de rum.

Grog.

Mettez 3 onces de sirop de sucre, 50 centigrammes d'acide citrique, 1/2 cuillerée à café de liqueur aromatisée au citron, et 1 seizième de litre d'eau-de-vie. Introduisez dans la bouteille; emplissez d'eau gazeuse à 5 atmosphères, bouchez et ficelez.

VINS MOUSSEUX.

Il faut une année pour rendre les vins mousseux. Le gaz acide carbonique ne se développe naturellement, dans les vins de Champagne, que pendant le mois de la germination et de la floraison de la vigne. Cette préparation est très difficile et occasionne de grands frais, tandis qu'avec nos appareils, on peut faire de suite ce que la nature n'accorde qu'au bout d'une année.

L'analyse la plus exacte constate que les vins naturels et ceux factices sont rigoureusement les mêmes; seulement, il faut le dire, on ne parvient que très imparfaitement à imiter le bouquet des crûs; car, avec le vin blanc de Bordeaux, on ne peut faire que du Bordeaux mousseux, et non du Champagne; attendu que ces deux vins ont un bouquet bien différent. Mais si l'on prend des vins très blancs, légers et sans arrière-goût, on pourra plus facilement imiter le Champagne; et si, mieux encore, on peut obtenir des vins véritables du crû de Champagne, on sera certain que les plus habiles dégustateurs ne sauraient distinguer s'ils ont été rendus mousseux par l'art ou par la nature.

Les personnes qui voudront se livrer spécialement à ce commerce devront bien connaître la partie des vins, car il ne suffit pas de rendre les vins mousseux, mais il faut encore pouvoir les traiter lorsqu'ils sont malades. Pour cela, on peut consulter la topographie des vignobles de France, ainsi que le *Manuel du Sommelier*, par *Julien*.

Tous les vins peuvent être rendus mousseux ; mais il faut choisir de préférence les vins légers et qui conservent leur blanc ; avant de s'en servir, il faut les coller et les soutirer au moins deux fois.

Si le vin a moins de trois ans, il faut qu'il soit muté pour empêcher qu'il ne fermente de nouveau ; ensuite on doit le sucrer convenablement et selon son goût. Il faut plus de sucre pour le vin verdâtre que pour celui qui est d'un goût plus agréable ; la proportion est ordinairement d'une à trois onces par bouteille.

Pour bien imiter le vin de Champagne, on doit y mettre du sucre candi de préférence, et il faut le choisir très blanc.

On parvient à imiter assez bien le vin du crû d'Aï, en prenant de bon vin blanc, léger et sans arrière-goût ; on l'aromatise avec de l'extrait de vanille dans la proportion d'un grain par bouteille.

Pour faire du vin rosé, il suffit d'ajouter deux ou trois gouttes par bouteille de liqueur colorante faite avec des baies de sureau infusées dans de l'eau-de-vie. On fait cette liqueur très chargée en couleur. On peut encore donner la couleur avec du vin rouge très foncé, dans la proportion d'une bouteille sur dix.

Préparation des Vins mousseux.

Faites fondre dans une bouteille de vin blanc 15 onces de sucre candi première qualité ; filtrez et ajoutez une demi-bouteille de bonne eau-de-vie, 50 centigrammes d'extrait de vanille, et neuf bouteilles du même vin. Versez ce vin dans le cylindre pour le saturer de gaz acide carbonique, à 4 ou 5 atmosphères ; mais il ne faut pas saturer à plus de 6 atmosphères, attendu que le vin serait trop acide.

Le vin absorbe d'autant plus de gaz qu'il est plus fourni d'alcool.

Lorsque le vin est suffisamment chargé de gaz, on le met en bouteille comme l'eau de Seltz, et on retient le bouchon avec deux ficelles placées en croix et un fil de fer, puis on coiffe le tout d'une feuille d'étain ou d'un enduit résineux.

Les bouteilles doivent toujours être couchées, afin que le bouchon ne se dessèche pas ; sans cette précaution, le vin perd sa mousse.

Les moyens que nous venons d'indiquer sont propres à fabriquer des vins mousseux de première qualité, et, s'ils ont été mutés, ils pourront parfaitement se conserver.

Toutes ces précautions sont inutiles pour faire du vin mousseux que l'on doit boire presque aussitôt ; on peut tout simplement le sucrer avec du sucre ordinaire, le filtrer, puis le mettre dans le cylindre pour le charger de gaz.

Ce vin sera très bon, mais peu susceptible de se conserver; il ne se gâte pas; seulement un dépôt se forme dans les bouteilles, et empêche que le vin, sans cesser d'être agréable, puisse être vendu comme marchandise. On peut le clarifier après l'avoir mis sur pointe (*voyez* ce mot dans le *Manuel* de *Julien*); alors il pourra se livrer au commerce sans inconvénient.

Quand on met en bouteilles, il faut avoir soin de ménager un intervalle de deux pouces entre le liquide et le bouchon, afin que ce dernier soit chassé avec d'autant plus de force, qu'il y a plus de gaz pour faire ressort entre le liquide et le bouchon. On doit observer la même règle pour tous les liquides gazeux, si l'on veut que le bouchon sorte avec vivacité.

Le goudronnage des bouteilles exige quelque soin; l'enduit que l'on met sur le bouchon, pour être bon, doit être suffisamment gras, et pourtant il doit facilement s'écailler lorsqu'on le brise.

Nous donnons ici une composition de ce mastic, qui est fait d'après des proportions très convenables.

Colophane.	12	onces.
Craie en poudre.	10	—
Essence de thérébentine. .	2	—
Charbon animal.	1/2	—

Faites fondre la colophane, ajoutez l'essence, puis la craie et le charbon; mêlez bien, et vous pouvez alors tremper le bouchon dans cette composition, lorsqu'elle est encore chaude.

Les vins mousseux sont très faciles à préparer dans les vases siphoïdes, et nous sommes persuadé que dans quelques années, tous les restaurants tiendront de ces vins mousseux, qui pourront se livrer à la consommation à des prix très peu élevés. On pourra en préparer de deux manières : des vins doux et des vins secs.

EAUX MINÉRALES ARTIFICIELLES.

Malgré les analyses les plus exactes, chaque auteur a donné sur la composition des eaux minérales une formule plus ou moins variée, non seulement sur les doses, mais encore sur les éléments qui les composent. L'important, en médecine, est de reconnaître les substances actives qui constituent l'efficacité de ces Eaux, et le moyen le plus facile pour arriver à la composition qui se rapproche le plus de la nature. On ne donne ici que la formule des eaux purgatives dites de Sedlitz, de celles de Pullna et de Vichy, qui sont d'un usage fréquent et dont la composition est très facile; pour les autres qui sont peu usitées, on devra consulter le *Codex medicamentarius*, ou les *Mémoires de M. Soubeiran,* que l'on trouve à la librairie de M. Crochard.

Eau de Seltz.

De toutes les eaux minérales, l'eau de Selz est celle dont l'usage est le plus répandu et le plus connu ; c'est aussi pour cette raison que ses propriétés sont mieux constatées.

On entend par eau de Seltz, l'eau acidulée gazeuse, dont la composition est l'eau la plus pure contenant en dissolution 5 ou 6 fois son volume de gaz acide carbonique. Cette eau, à laquelle le public et les fabricants ont improprement donné le nom d'Eau de Seltz, convient dans toutes les circonstances et à tous les âges. Elle est d'usage non seulement comme boisson d'agrément, coupée avec du vin pour les repas, ou édulcorée et aromatisée avec le citron ou l'orange comme boisson rafraîchissante, mais encore elle est ordonnée par la médecine dans toutes les maladies des viscères abdominaux, les affections chroniques, la débilité des voies digestives, les fièvres adynamiques. Elle est encore ordonnée comme anti-vomitif et contre les affections calculeuses.

Des Eaux faites avec les Poudres gazeuses.

L'eau que l'on prépare avec les poudres peuvent être nuisibles à la santé, ces dernières n'étant composées que de bi-carbonate de soude et d'acide tartrique. La combinaison de ces matières détermine, il est vrai, un dégagement d'acide carbonique; mais en même temps, il se forme un double sel, le tartrate de soude, qui est un purgatif : d'où il suit que l'usage habituel de cette préparation n'est pas sans danger; car on comprend que lorsque l'on boit un verre d'eau contenant cette poudre, on avale aussi les matières qui ont servi à développer le gaz ; ce qui serait absolument la même chose que si nous prenions les résidus sortant du récipient de nos appareils pour les mettre dans le liquide du cylindre ; alors se trouveraient réunis le gaz et les sels qui ont servi à le développer.

C'est surtout en mer et dans les pays chauds qu'il peut être dangereux de faire usage de ces substances.

De l'Eau de Seltz naturelle.

L'eau naturelle de Seltz ou *Selter*, dont la source est dans un village de ce nom, près de Francfort, est rarement ordonnée ; c'est pourquoi celle qui possède les mêmes principes que l'eau naturelle ne peut convenir à toutes les personnes, ni dans toutes les circonstances, parce qu'elle contient des sels purgatifs, et ne doit être administrée que sur ordonnance de médecins ; nous en donnerons néanmoins la formule et la composition la plus exacte.

Eau de Seltz artificielle.

	grammes.
Bi-Carbonate de soude cristallisé	0, 4
Carbonate de magnésie cristallisé.	1, 2
Sel marin.	1, 2
Hydrochlorate de magnésie cristallisé. . .	0, 2

pour la contenance d'une bouteille de 3/4 de litre.

Introduisez ces sels en poudre dans la bouteille et remplissez d'eau gazeuse, bouchez et ficelez.

Eau de Vichy artificielle.

		grammes.
Bi-carbonate de soude cristallisé	. . . .	10, 00
Sulfate de soude id.	. . . .	0, 50
Id. magnésie id.	. . . .	0, 50
Sel marin	. . . .	0, 10
Hydrochlorate de chaux cristallisé	. . . .	0, 50
Sulfate de fer id.	. . . .	0, 03

pour la contenance d'une bouteille de 3/4 de litre.

Introduisez tous ces sels dans la bouteille, et remplissez d'eau gazeuse, bouchez et ficelez.

Nota. Les bouchons de liége que l'on emploie pour les eaux ferrugineuses devront être soumis préalablement à un lavage dans une eau tenant en dissolution quelques grammes de sulfate de fer. Il serait même bon de les y laisser passer la nuit, afin de neutraliser le tannin que contient le liége.

Soda Water ou Eau de Vichy anglaise.

Bi-carbonate de soude. . . . . . 1 gramme.

Videz cette poudre dans la bouteille et emplissez d'eau gazeuse ; bouchez et ficelez.

FORMULES DES EAUX PURGATIVES.

Eau de Sedlitz.

On en prépare de plusieurs doses depuis deux gros jusqu'à une once; mais on doit toujours indiquer la dose sur les bouteilles. Nous ne donnons qu'une formule. La préparation est la même pour les diverses doses, la différence n'étant que dans la quantité de sulfate de magnésie que l'on met dans l'eau.

	grammes.
Sulfate de magnésie cristallisé.	31, 25
[illegible]	

pour la contenance d'une bouteille de 3/4 de litre.

Introduisez ces sels en poudre dans la bouteille, et emplissez d'eau gazeuse; bouchez et mettez des ficelles.

Eau de Pullna purgative.

	grammes.
Sulfate de soude cristallisé.	18, 059
id. de magnésie cristallisé. . . .	25, 145
Hydrochlorate de chaux cristallisé. . .	1, 215
id. de magnésie cristallisé.	3, 515
Sel marin.	1, 250

pour le contenu d'une bouteille de 3/4 de litre.

Introduisez ces sels en poudre dans la bouteille, et remplissez d'eau gazeuse.

Préparation des Eaux minérales dans les vases siphoïdes.

Pour faire les eaux minérales dans les vases siphoïdes, on s'y prend de la manière suivante : après avoir réduit en poudre séparément tous les sels, on les pèse suivant la formule de l'eau artificielle que l'on veut préparer; ensuite, on les introduit dans la pièce de buis creusée à cet effet. Cette pièce en buis est représentée dans la fig. 4e par la lettre *W*. Au-dessus de cette pièce de buis, on place le vase siphoïde, on ouvre le robinet du cylindre et le levier du vase, et l'eau gazeuse, en passant, emportera avec elle les sels qu'elle rencontrera sur son passage.

Lorsque l'on fera les eaux minérales en introduisant les sels dans chaque bouteille, comme nous venons de l'expliquer ci-dessus, il ne faudra pas les mêler pour les réduire en poudre, afin d'éviter qu'ils ne réagissent les uns sur les autres; mais il sera toujours préférable de préparer ces eaux dans le cylindre : dans ce cas, on emploiera les sels sans être pilés, et lorsque l'eau sera suffisamment saturée de gaz, on mettra en bouteilles comme à l'ordinaire.

La fabrication des eaux minérales ferrugineuses gagnera beaucoup avec nos vases, car on ne craindra pas que le sulfate de fer soit décomposé par le tannin des bouchons de liége, puisque nous avons supprimé l'emploi de ces bouchons. De plus, la pression considérable que nos vases peuvent supporter nous permettra d'y faire entrer une grande quantité de sulfate de fer; ce sel, comme on le sait, n'est soluble que dans un excès d'acide carbonique.

Dans les vases siphoïdes, on peut faire toutes les eaux minérales artificielles qui sont prescrites dans le *Codex medicamentarius*.

Explication des Figures.

Planches 1re et 2me.

Fig. 1re. Ensemble de l'appareil prêt à fonctionner.

Fig. 2me. Vue d'une personne mettant dans une bouteille de verre le liquide gazeux.

Le bouchon est chassé dans la bouteille par un moyen mécanique, à l'aide d'un levier à parallélogramme. (*Voyez* la légende explicative de la fig. 2me.)

Fig. 4me. Vue d'une personne introduisant le liquide gazeux dans un vase siphoïde.

Fig. 5me. Vue d'une personne vidant un vase siphoïde.

Fig. 6me. Manomètre à deux chambres.

Fig. 7me. Manomètre pour essayer la saturation des eaux gazeuses ainsi que la force des vins de Champagne.

Pour faire usage du Manomètre, il faut visser les tire-bouchons sur la bouteille que l'on veut éprouver, ensuite on ouvre le robinet, et aussitôt le Manomètre indique la pression existant dans l'intérieur de la bouteille.

Fig. 8me. Vue d'une grande machine à système continu.

Explication de la Légende alphabétique.

AAA. Récipient ou générateur du gaz acide carbonique. C'est dans ce récipient que l'on vide l'eau acidulée et que l'on met les cartouches de blanc.

B. Gros bouchon fermant l'ouverture dans laquelle on introduit les cartouches. Il est comprimé par une bride que l'on peut plier à volonté; cette bride est munie d'une vis de pression.

T. Bouchon fermant l'ouverture par laquelle on introduit l'eau acidulée. Ce bouchon peut aussi servir à laisser échapper le gaz du récipient, il faut pour cela le dévisser un peu, mais jamais entièrement, car autrement il pourrait se trouver chassé par la violence du gaz.

EE. Gros conduit en bronze dans lequel passe le gaz sortant du récipient pour se rendre au cylindre. Il porte les deux vases laveurs au-dessus desquels se trouvent les deux fermetures à piston; ce gros conduit est terminé du côté du cylindre par une boîte à étoupe dans laquelle pivote l'axe du cylindre.

I. Bouchon à vis, servant à comprimer les étoupes pour empêcher les fuites de gaz.

HH. Robinets à piston qui se trouvent au-dessus de chaque vase laveur. On ouvre et l'on ferme ces robinets à l'aide de la petite manivelle terminée par une boule *G*. Ils sont fermés lorsque la tige portant la boule est dirigée du côté du cylindre; en la ramenant sur soi et en la tournant du côté du récipient on les ferme.

G. Tige terminée par une boule servant de manivelle pour ouvrir et fermer les robinets *H*.

C. Manomètre se montant à vis sur sa cuvette.

D. Cuvette manométrique.

FF. Les deux vases laveurs.

JJ. Support en fer et en cuivre pour maintenir le gros conduit en bronze.

K. Bague folle ou écrou de rappel pour mettre en rapport le récipient avec le cylindre.

L. Extrémité de l'arbre du cylindre, portant un pas de vis sur lequel se monte l'écrou *K*. Cette pièce renferme dans son intérieur une soupape permettant l'introduction du gaz et s'opposant à toute fuite.

MM. Arbre qui traverse le cylindre et qui lui sert d'axe.

NN. Cylindre saturateur. C'est dans le cylindre que l'on introduit les liquides pour les saturer de gaz.

P. Gros robinet du cylindre.

R. Petit robinet servant à la mise en bouteille, lorsqu'on fait usage du double courant.

Z. Ouverture par laquelle on peut remplir le cylindre.

V. Manivelle de l'agitateur.

X. Boîtes à étoupes de l'agitateur.

Y. Robinet servant à l'écoulement des matières. Il se dévisse, afin de permettre le nettoiement complet du récipient.

S. Tige servant à soutenir en l'air les cartouches, afin de ne les laisser tomber qu'à volonté. C'est en tournant la manivelle à droite que l'on enfonce la broche.

Q. Tige en bronze, sur laquelle on pose le gros bouchon *B* lorsqu'il n'est pas à sa place.

Légende explicative de la fig. 2me, relative à la mise en bouteille dans le verre.

aa. Tuyau en étain recourbé en *s*. C'est par ce tuyau que l'air de la bouteille remonte dans le cylindre.

b. Grosse pièce en bronze dans laquelle on place le bouchon qui doit être chassé dans la bouteille lorsque celle-ci est pleine.

c. Bouteille placée pour être remplie.

d. Pédale ou marchepied servant à refouler la bouteille contre la gomme élastique.

eeee. Tuyau en étain par où le liquide gazeux arrive dans la bouteille.

f. Lanterne en cuivre, pour garantir des éclats provenant des bouteilles qui cassent.

g. Bassine pour ne pas perdre les liquides lorsque la bouteille casse. Cette bassine n'a d'utilité que pour le vin ou les limonades.

Machine à système continu.

Description de la Planche 2, fig. 8.

A. Réservoir doublé en plomb, dans lequel on prépare à l'avance, pour qu'il puisse se refroidir, un mélange d'eau et d'acide sulfurique. Ce réservoir a pour but de diminuer en partie, dans le tonneau doublé en plomb, la chaleur produite par l'acide sulfurique lorsqu'il se mélange à l'eau. Il sert aussi à alimenter d'acide le flacon, au lieu d'en faire l'introduction au moyen d'un entonnoir, opération qui serait plus difficile et quelquefois dangereuse.

B. Robinet en verre fixé sur un tube de plomb, lequel est soudé au réservoir. Il sert pour remplir le flacon lorsqu'il en est besoin.

C. Flacon à 3 tubulures et un robinet. Ce flacon contient de l'acide sulfurique étendu d'eau, que l'on laisse tomber par petites quantités dans le tonneau doublé en plomb.

Sur le flacon, on voit une échelle graduée pour indiquer les quantités d'eau acidulée que l'on emploie.

D. Deuxième robinet en verre pour diriger l'eau acidulée du flacon vers le tonneau doublé en plomb.

E. Tuyau en plomb pour établir la même pression dans le flacon que celle du tonneau.

F. Tube de sûreté en verre plongeant dans l'eau acidulée du flacon. Il est recourbé par le haut, afin que si la pression, dans le flacon, devenait trop considérable, l'acide pût retourner dans le réservoir *A*.

G. Tuyau en plomb ayant au moins un pouce de diamètre. Il sert de tube de sûreté au tonneau. Ce tube de sûreté est indispensable pour éviter la rupture du tonneau, qui pourrait avoir lieu si l'on y introduisait une trop grande quantité d'acide à la fois.

A la partie supérieure du tonneau est une manivelle servant à mettre en mouvement un agitateur pour opérer le dégagement du gaz. Le gaz obtenu passe par le tuyau en plomb *J* pour se rendre dans le premier tonneau laveur *L*; ensuite, il s'introduit dans le flacon *M*, contenant une solution de carbonate de soude qui sert à le purifier. Ce flacon a aussi pour objet d'indiquer que le dégagement du gaz est terminé, et que par conséquent il faut remettre du blanc ou de l'acide dans le tonneau.

Le gaz, sortant du flacon, passe dans un dernier tonneau laveur *N* contenant de la braise de boulanger ; de là, il se rend sous le gazomètre *P ;* le gaz est alors aspiré par la pompe qui, en même temps, aspire de l'eau, et refoule l'un et l'autre dans le récipient saturateur. Sur le gazomètre, il y a une échelle graduée pour indiquer la quantité de gaz employée. C'est par l'aiguille *S* que l'on règle l'ouverture du robinet, de manière que la pompe aspire à volonté de l'eau ou du gaz. C'est ordinairement avec six volumes de gaz et un volume d'eau que l'on fonctionne. L'eau gazeuse se trouve ainsi chargée dans des proportions convenables.

Le tuyau qui dirige le gaz sortant du gazomètre pour se rendre dans le corps de pompe, est en étain. *Voy. H.*

L'autre tuyau, dirigeant l'eau, est également en étain. *Voy. I.*

Tous les conduits servant à diriger les eaux de Seltz, doivent être en étain ; le plomb doit être rejeté, attendu que l'acide carbonique se combinant avec lui forme un sel vénéneux (carbonate de plomb).

Cette machine, à système continu, est en partie copiée sur celle de Bramah de Londres.

Nous ne sommes pas entré dans tous les détails nécessaires pour bien faire comprendre ce système ; nous avons pensé qu'ils seraient superflus et sans utilité dans cette notice, puisque le but de notre travail est de simplifier la fabrication des eaux gazeuses.

FIN.

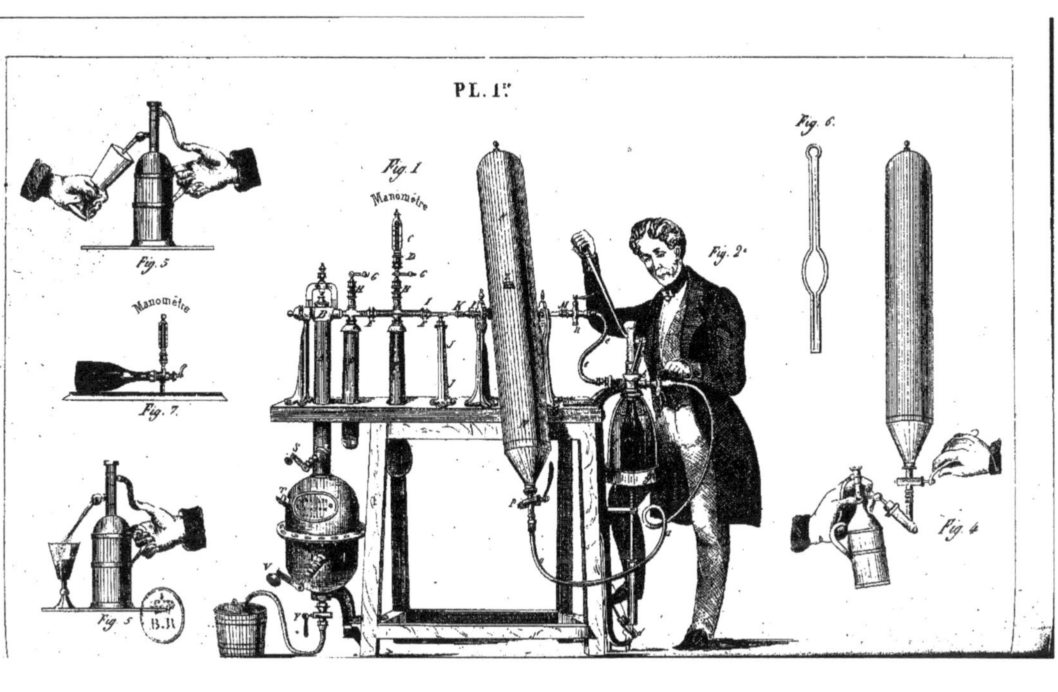
PL. 1re
Fig. 1
Manomètre
Fig. 2e
Fig. 6.
Fig. 3
Manomètre
Fig. 7.
Fig. 5
Fig. 4

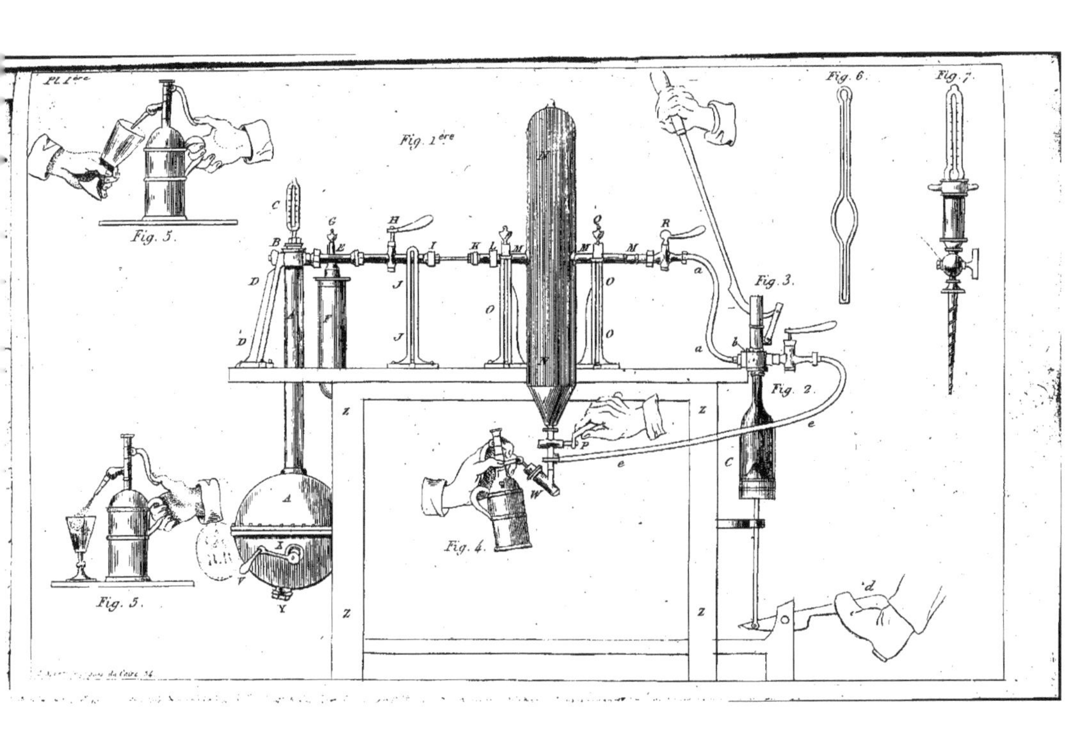
Pl. 1ère
Fig. 1ère
Fig. 2.
Fig. 3.
Fig. 4.
Fig. 5.
Fig. 5.
Fig. 6.
Fig. 7.

www.ingramcontent.com/pod-product-compliance
Ingram Content Group UK Ltd.
Pitfield, Milton Keynes, MK11 3LW, UK
UKHW021106270726
13993UKWH00006B/1045